精挑細選

Luxurious Dried Seafood and TCM Buying Guide

南北貨

【隱世南北行大少】

指點參茸海味聰明買

方芳 編著

萬里機構‧飲食天地出版社◎出版

f 萬里機構wanlibk.com [Q]

精挑細選南北貨

編著
方芳

編輯
郭麗眉

攝影
方芳

封面設計
朱靜

版面設計
辛紅梅

出版
萬里機構・飲食天地出版社
香港鰂魚涌英皇道1065號東達中心1305室
電話：2564 7511   傳真：2565 5539
網址：http://www.wanlibk.com

發行
香港聯合書刊物流有限公司
香港新界大埔汀麗路36號中華商務印刷大廈3字樓
電話：2150 2100   傳真：2407 3062
電郵：info@suplogistics.com.hk

承印
美雅印刷製本有限公司

出版日期
二〇一三年四月第二次印刷

前言 隱世高人指點食材

內地好友每次來港總有任務在身，花膠、海參、鮑魚的購物單很長，他們知道上環的永樂街、文咸西街、德輔道西是參茸海味集中地，但他們對這些食材知識不多，步入參茸海味店，只能憑店員介紹推薦。其中一位朋友出手豪爽，塞給我一張無銀碼的簽名支票，交託代買優質參茸海味。為了不負「優質」所託，每次都是請隱世「南北行大少」出手相助。

這些年，幾位注重健康飲食的朋友，為選購優質食材而聚首，因緣際會認識了隱世「南北行大少」，「大少」家族幾代經營糧油、土特產生意，見證香港南北行興衰。上世紀四、五十年代，「大少」跟隨父輩及名商巨賈，嚐盡中上環頂級名樓名菜；幼承庭訓，與鮑參翅肚共同成長。童年的餐桌課堂，不單有他們家族的回憶，更留下一頁頁「南北行」歷史。

「大少」乃行內隱世高人，見多識廣，名人食事，順手拈來，「南北行」講古，引人入勝。甚麼經過加工的藥材、海味，都逃不過他的法眼。他為朋友購買優質食材之餘，還教曉我們辨識優劣、食材藥用、知貨識價、精明消費。

高人已退隱多年，淡泊名利，有着南北行後人的儒商特質，選擇食材執着求精，對取巧手法不作苟同。

我在選購食材過程中，得高人點化，茅塞頓開，有感其觀點平實客觀，為保留南北行選購食材的傳世心得，特以圖文記錄成書，與讀者分享。此乃高人的經驗之談，並非學術研究，內文資料，謹供參考。在這裏特別感謝「南北行大少」提供本書訪問資料及提供拍攝產品。

目 錄

第一章　參茸藥材

第二章　海味

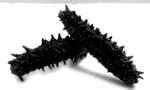

第三章　**乾貨**

「南北行」前世今生

電影《胭脂扣》裏的「十二少」身影翩翩，源自家族經營南北行的底氣。

提供此書資料的「南北行大少」，家族追溯至漢朝，隨着中華民族東遷南下的路線，歷經河南、山東、福建、廣東、廣西，定居香港，一直

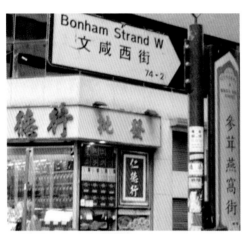
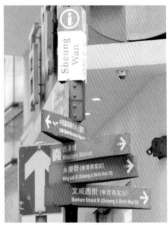
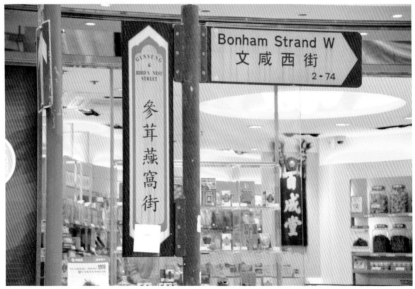

文咸西街(參茸燕窩街)

以經營糧油、藥材、土特產的批發轉口，當年倉舖就設在西營盤德輔道西的三個相連單位。「大少」的家族，曾位列十大南北行大戶之前列。

南北貨莊口在上環

香港開埠之後，由於地理位置獨特，北接中國大陸，南下暹羅、新加坡等東南亞國家，遂成為中國內地與南洋地區轉口港，商人們選擇了接近碼頭方便運輸的文咸東、西街、西營盤德輔道西一帶，開設南北貨莊口，奠定了「南北行」的基礎。

「南北行」經營的都是中國貨品，長江以北和以南的皮革、藥材、參茸、海味、糧油、礦產、土特產、絲綢、工藝、茶葉等，都稱之「南北行」。在這一行業中，香港華商擔任批發商、代理商及經營貨倉的角色，華僑則經營「南洋莊」、「暹羅莊」、「越南莊」、「緬甸莊」、「金山莊」和「東洋莊」等。

名號樸實不張揚

參茸藥業是南北行重要一環。早期藥材舖集中在文咸西街，為市民「執茶」（執藥），或附有醫師駐診，多有經營名貴參茸補品，珍珠、人參、鹿茸、麝香、牛黃、熊膽等，當年的參茸全部天然野生，貴得有價值。藥材舖面酸枝花梨木、百子櫃，樸素而不張揚，由於貨品集中，貨真價實，信譽可靠，深為市民信賴。

現時文咸西街一帶，百年老字號「趙光利」、「百昌堂」的大樓，歷經風雨，「金漆招牌」仍未褪色。其中三層樓高的「百昌堂」，其百年建築特色，古色古香，已成為保育項目。

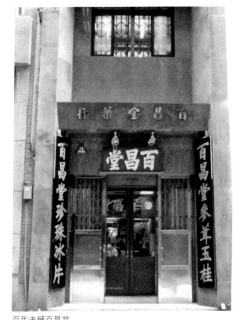

百年老舖百昌堂

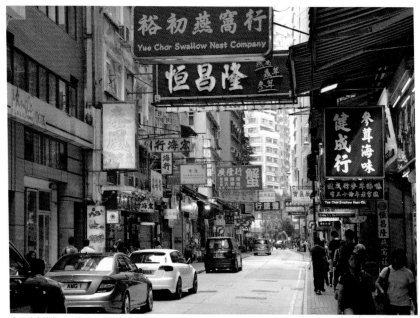

今天的永樂街，也是參茸燕窩街一部份。

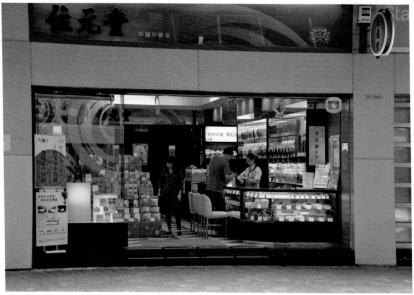

位元堂店

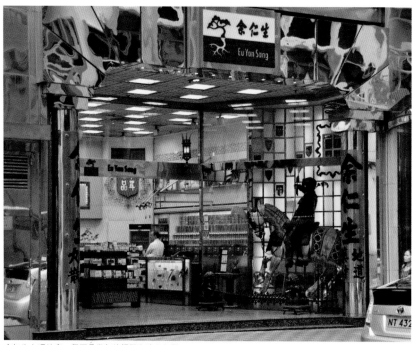

余仁生上環總店，仍可見當年的銅馬和武士盔甲。

百年名號「余仁生」、「位元堂」，今天仍不斷改革，擴充分店，還有「陳李濟」、「利源長」等，仍在做批發代理。近三、四十年，藥材店更擴至高陞街及皇后大道西一帶。

　今天的文咸西街延伸至永樂街，成為著名的參茸燕窩零售批發地。上環至西營盤一段的德輔道西，海味雜貨匯聚，滄海百年，仍然是行業的地標。

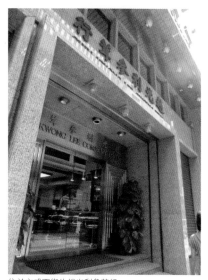

位於文咸西街的趙光利參茸行

「南北行公所」成立

「南北行」既是一個行業的稱號，又是令人仰望的招牌，更是香港歷史的見證。

香港 1841 年開埠，1842 年割讓給英國，南北行早在 1851 年已相當活躍，是香港最早期的華資轉口貿易行業。「南北行公所」，在馮平山先生等商人合議下，於 1868 年成立，至今近一百五十年歷史。

「南北行公所」後稱「南北行商會」，商會於 1920 年訂立「南北行例」，規定行內守則，調解糾紛和商業仲裁。當年樓宇建築以木樓為主，基於防火，公所又聘有打更，置有滅火車，參與消防又維持區內治安，儼如獨立小社會。

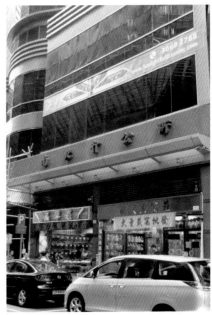
位於文咸東街的南北行公所

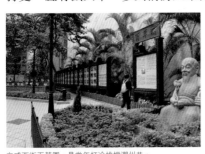
文咸西街百草園，是當年打冷排檔潮州巷。

今天位於文咸東街「南北行公所大廈」，經歷過兩次新廈重建。

新中國初期，政治穩定，工農業生產穩步發展，香港對南北百貨供應充滿期待，南北行公所大廈遂於上世紀五十年代中第一次重建；九十年代中又是一個特定意義時期，公所大廈又作第二次重建。

收數、炮金與夾萬

每年的農曆十二月廿三至廿四謝灶後，商戶就開始收數至年廿七晚，年廿八準備過年，未收之數待正月十五再追討。收數當中出現的小糾紛則自行解決，特大糾紛才由南北行公所仲裁。

老闆於收數期間，總是坐鎮大本營協調，派出兄弟或得力親信前往收數，如派夥計往收數就有欠禮貌了。有些債仔商號，會要求貨主在貨銀中扣取「炮金」，為自家員工爭取額外年尾錢，此乃上一代南北行風氣。

上世紀七十年代之前，毒品流入不多，香港治安良好，沒有綁票、打劫、爆保險櫃（廣東人稱夾萬）這回事。商戶收數是開私家車前往，不需保鑣陪同，一天走二、三十戶，除收取現金，也使用支票。收數後的錢，還是放公司的夾萬。

南北行夥計食住都在舖頭，帆布牀朝行晚拆，以店為家，也充當「保安」角色。

最初期的夾萬很便宜，四、五呎高的才千元一個，到七十年代後期治安變差，爆夾萬時有發生，夾萬也因此升值倍增。

南北行的「收市」和「開市」是顯示實力的時候，炮竹一聲除舊歲，桃符萬戶慶新春，賺大錢的商戶，炮竹由天台吊下繞三、四圈，燒足一個小時。有時東主有喜，大時大節也會燒炮竹，以示氣勢。

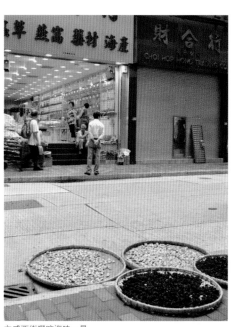

文咸西街曬晾海味一景

「密底算盤」動手不動口

南北行商人在新年後擇吉日開市，早上就會「開頭盤」，店內擺開無標價的貨品。為了所議的價錢不讓其他人看到，就會出動「密底算盤」（密封底部的算盤）。雙方議價是動手不動口，只看着「密底算盤」的算珠，你打一個價，我還一個價，雙方頭櫃（大查櫃）就運用自己的心算、珠算本事，一小時運算價錢、重量單位幾千次，決斷地為老闆爭取利益。

南北行經營手法，主客互惠，長做長有，為求貨如輪轉，絕無囤積居奇、濫竽充數之舉，故此利錢不深，能賺百分之十已算不錯了。若然環境特殊，有客追貨，才會多賺一些。當年

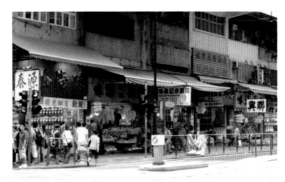

德輔道西海味店成行成市

轉口貨品標明產地來源，原裝來原裝去，除因政治問題，才需在港加工轉換包裝。

戰火下財富大執位

上世紀二十年代末，內戰之後繼而抗日，戰火頻頻，社會動盪，運輸不通，貨期不定，物價浮動。香港南北行商人往廣州交錢收貨，到收貨時戰火又起，交通停頓，誤了貨期。此一時期，買貨不知價，報價不作實，有錢買不到貨，有貨貨無期。後期民國政府發行的金圓券和銀圓券大幅貶值。香港的南北行商人，在大時代中浮沉博奕，有不少人破產，但也有很多人發達，這是一個財產重新分配的年代。

國家管理安定時期

1949年中華人民共和國成立，西方列強對中國經濟封鎖，國家計劃經濟，外貿更需經香港賺取外匯，與香港南北行貿易有關的項目，管理十分規範，貨品的數量、質量、規格和貨期都有保障，香港南北行生意反而較為安定。例如牲畜由五豐行統一出口；藥材、糧油、土特產由德信行統管；工藝品、絲綢布匹及珠寶，最初由大成行代處理，後才轉為中藝公司統管。國家在1957年起，每年春秋都有「中國進出口商品交易會」，南北行商人推銷內地貨品，更是不遺餘力。

五十年代末，內地搞政治運動引致大飢荒，當時香港元朗出產的絲苗和齊眉非常出名，花生油也是香港生產的，還有泰國、緬甸供應的大米，香港南北行為內地補給糧油，發揮了很大作用。

市場開放物資參差

南北行面對最大的挑戰，是在八十年代中國市場開放。中國從計劃經濟到市場經濟，與此同時，個體戶崛起，市場價格、貨源、規格沒有監管，個體戶追求暴利，囤積居奇，以致物價高漲，個別「問題食品」的出現，正正是發展付出的代價。南北行對來貨的價錢、質素也無法控制，從此進入新的壓力時期。

現今商品全球一體化，香港轉口貿易的功能已失去優勢；南北行的第二、三代，接受西方教育，汲取外國知識，或已成為專業人士，對傳統祖業也未必感到興趣。

「南北行」光環仍在

香港消費群亦起了變化，以前祖輩精打細算研究街市學問，代代相傳可能中斷；今天的年青人，沒耐性逛街市，小家庭多是「無飯主婦」，新一代對食材知識貧乏，購物只能依靠廣告宣傳，形成了今天的參茸海味業以廣告宣傳為主導的局面。

其實，隨着健康環保潮流發展，中國的物資在全球更有一定市場價值，香港「南北行」光環仍在，有待年青一輩發掘和開拓。

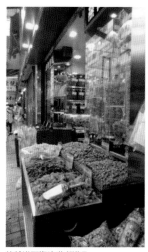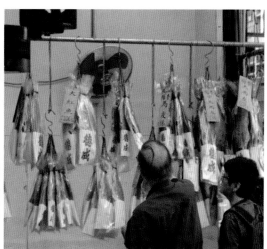

德輔道西海味琳瑯滿目

【第一章】

參茸藥材

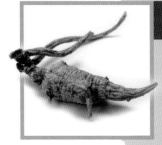

美國野山花旗參

美加華人回港探親，最好的手信，莫過於花旗參了。港人移民熱門地多倫多，盛產花旗參，美國威斯康辛州和紐約州的花旗參，也廣為人熟悉。香港人普遍睡眠不足，晚班工作，煙酒咖啡，容易燥熱「上火」，花旗參(西洋參)正好發揮其清熱生津，補氣養陰的作用。

花旗參的獨特之處，補而不燥，特別適合需要補氣，但又怕熱氣的港人。有些頑疾手術後的調理，不能接受人參溫補，花旗參因補氣而甘涼，取而代之，效果普遍被認同。所以，美國花旗參和加拿大花旗參，都是港人趨之若鶩的產品，尤以祖輩特別喜歡採用。

加國禁野山參出口

花旗參分「天然野山」和「人工種植」兩大類。

一枝野山花旗參的藥效，等於種植參的數倍，所以價錢也貴數倍。特大枝及參齡較高之野山花旗參，由千多元至近萬元一兩也有，在香港有價有市。

花旗參原產加拿大南部和美國北部及東部，原為野生植物，自發現它的藥療價值後，當地政府為免被過度採挖，都有嚴謹的法例限制。

加拿大的野山花旗參，與美國的野山花旗參功效是一樣的，但加國政府為保護野山花旗參，故不批准出口，只留給加國食家和用家採購。

加國為滿足市場需求，大量發展種植花旗參，佔世界市場近半，其企業化管理，亦廣為消費者信賴。

三十年參齡以上稀有

美國的野山花旗參，數量逐年下降，現在生長期三十至五十年以上的相對較少。

美國的野山花旗參，來自代代相傳的農民或狩獵人，數量很少，他們採摘到野山花旗參，就交給領有牌照的收購商，個別美國花旗參商人，為求拓展野山參貨源，到加拿大向農民私下收購，當然量也不會多，將之混合在美國的野山花旗參，向公眾發售。

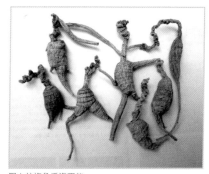

野山花旗參千姿百態

全世界只有美國向公眾發售野山花旗參。

美國野山參出口需鑑定

美國的野山花旗參出口很嚴格，要通過美國漁類及野生動物管理局的特許，還要商人提供每枝花旗參最少要有「十年參齡」的證明才准買賣，如有懷疑，美國政府可要求實驗室檢驗參齡是否達標，否則禁止出口。

香港商人若要入口美國野山花旗參，需要貨物之來源證，也要向香港漁農自然護理署申請，還要查核買賣記錄。基於如此限制嚴密，原本已經罕有的野山花旗參，價格更是種植花旗參望塵莫及的。

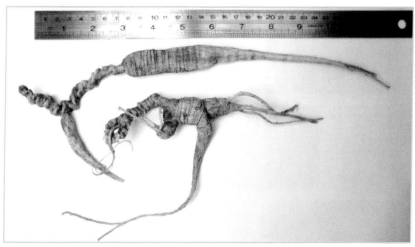

一呎長野山花旗參，約一兩重，五千元一兩。

野山參比種參貴數倍

　　野山花旗參藏在深山，由數年至過百年也有，蘆頭長而盤根交錯，有的長1吋，甚至幾吋，參鬚也很長而有細珠粒，參身有密螺絲紋。

　　野山花旗參以大枝、蘆頭和參鬚完整為貴，筆者就見過一枝近一兩重的野山花旗參，十分罕有。蘆頭的藥效與參身相差無幾，參鬚亦相當有藥效，淨野山花旗參鬚也要由千多元至幾千元一斤。

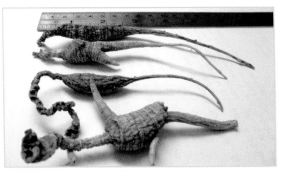

六吋長野山花旗參，約三、四千元一兩。

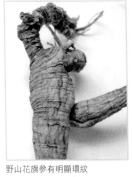

野山花旗參有明顯環紋

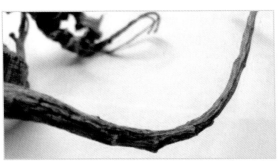

野山花旗的參鬚有珠粒

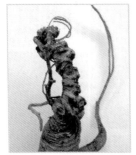

野山花旗參的蘆頭很長

大少建議

　　全世界只有美國出口野山花旗參，如果參茸店告訴你，這是「加拿大野山花旗參」，或是「中國野山花旗參」，那就要有所警覺了。在香港有商譽的參茸店，買到正宗美國野山花旗參還是有保證的。

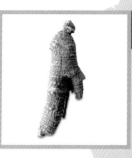

花旗參小粒圓泡為貴

我們收到美加親友所贈的盒裝花旗參，大都是種植花旗參。原產地的水土關係，美加的種植花旗參也是優質的。

普羅大眾不需用太名貴的野山花旗參，在香港也可以買到較經濟的美加種植花旗參，只需幾十元一兩至數百元一兩，也有很好之食療作用。

種植花旗參以原枝、小粒、圓形為貴，以味濃為重。

中國花旗參後來居上

在種植花旗參市場方面，加拿大佔整體市場百分之四十五，美國只佔百分之五，其他百分之五十呢？原來都在中國。

中國的東北緯度跟花旗參原產地美加相似，又有種植吉林參的經驗，中國從美國引進花旗參種子大量培植，在整體市場上佔百分之五十，可說是後來居上。雖然中國沒有野山花旗參，但培植花旗參，產量已居世界第一，加拿大只居第二。

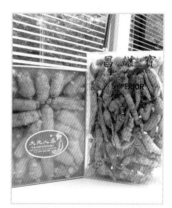

左種植花旗參，右為美國野山花旗參。

參茸界朋友告知，今天中國大量種植花旗參，出口又沒有限制，在世界各地也不難買得到。

加國種植參嚴謹

比較美國、加拿大及中國的種植花旗參，消費者也是頗難分辨的。

美國種植花旗參不多，只是個別參場發展，只佔世界市場的百分之五而已，但因為是原產地的水土關係，美國的種植參也是優質的，

經風乾製作，個子較小，黃褐色，比較重身，紋理明顯橫向環紋，參之密度較大，切片易崩裂，味道很濃，即使把參打粉，也是有濃厚的參香。

　　加拿大種植花旗參歷史悠久，企業管理嚴謹，深受用家信賴。加國的種植花旗參的參體個子大些，呈淡黃白色，有橫紋也有縱皺紋，採掘後送入雪房兩星期，再拿出風乾，因為經過「冰化」之故，所以質地較鬆，易於切片，片形很完整美觀。與美國種植花旗參相比，手感稍輕，味香略遜。

　　中國花旗參個子較大豐滿，質地最輕，淡黃褐色至淡黃白色，縱橫皺紋不太明顯，味更為清淡。

　　美國、加拿大和中國都有種植花旗參，美、加發展花旗參的時間較長遠，通銷量較大，名氣也佔優。

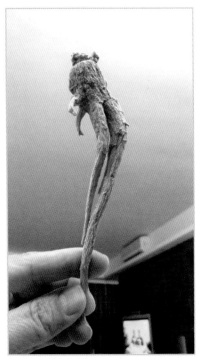

原條未經修剪的花旗參

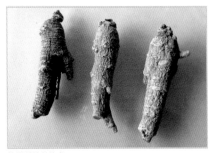

美國種植花旗參

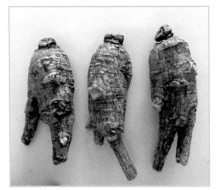

原尾泡參

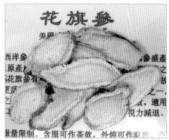
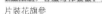
片裝花旗參

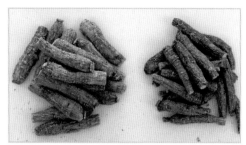
經修剪後的四號與小四號花旗參

花旗參怎樣揀

種植參以前需時六年，現因經濟效益，種植三年已全部被採挖了，故蘆頭粗短，最多半吋，橫紋較闊，紋色較淺。

種植花旗參形態各異，需因應形狀修剪，剪後有180種之多。參茸店展示的花旗參都叫「泡參」，「泡」的意思是，外形完整、漂亮，「泡參」是參茸行業形容優質花旗參的專有名詞。

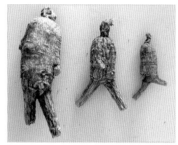
原尾泡參（大、中、小）

「泡參」中分列「頂大」「特大」、「二號」、「三號」、「四號」、「長泡」、「圓泡」、「長枝」、「大尾」、「小尾」、「花皮」、「剪口」等等，消費者其實不需弄懂，乾脆跟售貨員說：「給我經濟抵食的原枝正宗美國花旗參，不要太大的。」價錢大約六百元至一千元一斤。到有商譽的參茸店購買野山花旗參或種植花旗參，貨價會比一般參茸店貴些，但質量有保證，貴點也是值得的。

大少建議

美國、加拿大是花旗參的原產地，水土關係，野生花旗參固然珍貴，連帶種植花旗參也是優質的。種植花旗參以原枝、小粒、圓形為貴，以味濃為重。

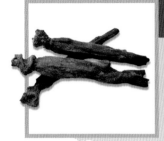

高麗參嚴謹精細

香港人熟悉花旗參之外，還有韓國的高麗參。高麗參種植超過一千年歷史，以前是朝鮮進貢予中國的貢品，現在港人往韓國旅遊，高麗參也成為熱門的手信禮品。

朝鮮半島以出產高麗參著稱，韓國自視為「人參宗主國」。南韓高麗參很早就由政府主導，有策略、有規範地發展專賣產業，人參除了發展食品，還有人參用品如肥皂、化妝品等。香港女士已開始注意韓國的人參護膚品和化妝品了。

名貴藥材蒸浸曬

高麗參是種植參，六年參齡。韓國人參出品，大致可分為白參、紅參兩種。白參是採參後，洗淨曬乾而成，參性平和微寒，對清熱補氣有相當功效。高麗參則是在白參加入若干名貴藥材，經蒸、浸、曬的方法製成，由原色變成紅色，藥性較為溫熱，屬溫補參，頑疾熱病患者及血壓高者慎用。

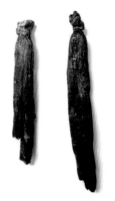

左邊高麗參，右邊石柱參，價錢相距甚遠。

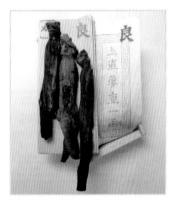

高麗參「良」級品種，包裝有註明。

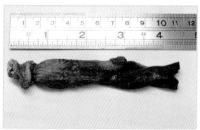

高麗參呈方形

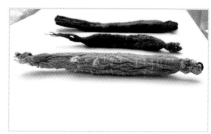

前面是白參，後是吉林參。

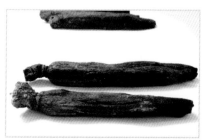

前面是上世紀九十年代中的高麗參，後面是2008年生產的石柱參，不容易分辨。

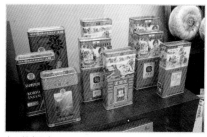

南北韓高麗參

註冊編號等級分明

　　韓國高麗參有多個品牌，香港人較熟悉的資料，傳統以質素分「天」、「地」、「良」三個級別，北韓高麗參分「天」、「地」、「人」。每級的編制，分10、15、20、30至60；重量則分一斤、八兩、四兩、二兩和一兩裝。高麗參每盒都有生產年份、註冊編號、列明級別、編制數目，甚至還有鐳射商標，以明正身。其中「天」字10（一斤重）的，也要四至五萬元。

六、七十年代，北韓高麗參也是很有名氣的，價錢比南韓高麗參還要貴，但因近年物質缺乏，北韓高麗參製作方面，品質參差不一，價錢已低於南韓高麗參。

買韓國高麗參，最好是買名牌子，還要到商譽好的參茸店購買，品質有保證。

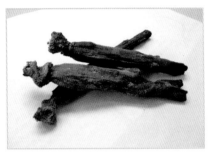

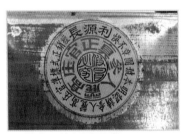

上世紀六十年代北韓高麗參商標

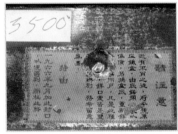

六十年代北韓高麗參，罐底有冒偽聲明。

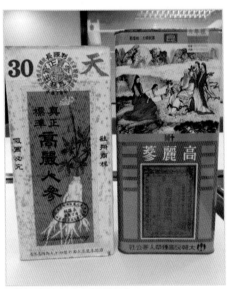

北韓高麗參（左），南韓高麗參（右）。

中國「吉林參」「石柱參」

　　中國與朝鮮接壤，也種有人參，培植「吉林參」和「石柱參」亦有多年歷史，在中國內地已通行很久，在國際上也有一定知名度。

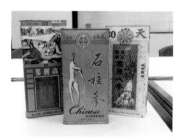

最前是中國石柱參

　　「吉林參」溫熱，參身較圓，氣味清香，鐵盒包裝，數百元至近千元一斤，適合普羅大眾。

　　「石柱參」溫熱，參身壓成方條形，它是挑選較好的白參加工而成，價錢也較「吉林參」貴，特大的也要三、四千元一斤。

　　市面上也有一些散裝的長白山紅參、白參出售，以斤計算。這些散裝參比盒裝參略為便宜。

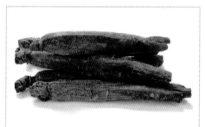

中國石柱參也是方形（又稱邊條參）

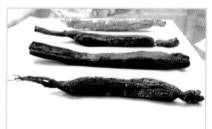

最前是吉林紅參

大少建議

　　買韓國高麗參，最好是買名牌子，還要買原罐較穩陣，商譽好的參茸店，品質有保證。注意罐內高麗參的枝頭數目，是按編制冧巴＋4枝或＋8枝的。如「天字10」+4枝＝14枝；「天字15」＋4枝＝19枝；其他如20、30、40等，都是按編制冧巴＋8枝的。

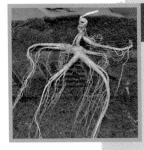

「續命參」一參難求

所謂「續命參」，就是世界知名的「中國長白山野山人參」。

現時中國發展多項種植參的同時，自身的「國寶」中國長白山野山人參，卻瀕臨絕種邊緣，有待保護。二零一二年五月，中國一枝三十克的百年長白山野山人參，以三百萬元人民幣拍賣價賣出，可謂有價有市。中國野山人參的市場價值及發展產業，再度引起重視。

「抄參」圖文留子孫

中國的長白山野山人參享負盛名，有二千多年歷史，漢唐時期已有「抄參」之名。長白山野山人參生長在深山大澤，要幾十年至過百年才有顯著藥效，採參人在人跡罕至的深山，發現了野山人參，明知不是一代人可以享用，為了留子待孫，便用文字、畫圖抄寫，記載野山人參的位置，以便子孫多年後採摘。

傳統中醫認為，長白山野山人參，有提神、活血、補氣、延年益壽之功，祖上輩說，病人臨終時吃了這「續命參」，可以爭取彌留時間多十天八天，以待遠方子孫回家，吩咐後事。

爵士食參年過百萬

中國長白山野山人參之所以名貴，除了祖上輩的藥用傳說之外，更因為採參人冒着生命危險，游走在懸崖峭壁或深山大澤，在人跡罕至之處尋找採摘，正因為難得，所以身價非凡，價錢昂貴。

參茸業界傳聞，上世紀六、七十年代，某爵士每年都服食長白山野山人參，每年食參一百幾十萬元開開地，當年這個價錢可以買多層樓宇

了。爵士後來得高人指點，勤練氣功，身體精神大有改進，不用再吃野山人參了，爵士得享高壽，除了氣功外，野生抄參也應記一功。

近年中國發展經濟，開發森林，深山不再深，密林不再密，野山人參已沒有生存條件，「抄參」更顯珍貴。

百萬人參　一參難求

長白山野山人參生長經歷百年，其蘆頭比種植參的起碼長十多倍；其長長的參鬚，縱橫交錯，附有連串的小圓珠粒。

在七十年代，幾萬元一枝長白山野山人參，今天升價多倍，價值百萬多元或更高，大有供不應求之嘆。

中國長白山野山人參非普羅大眾經濟所能負擔，有時候在一些展覽中開開眼界，得睹價值百多萬的長白山野山人參，這機會真是十分珍貴。

各地野山人參量不多

除了中國長白山產野山人參，韓國可能也有，但已不多；俄羅斯的西伯利亞冰封森林，應有藏量，但人跡罕至，採摘有一定難度；此外，日本人多地少，即使有野山人參，只有越採越少。

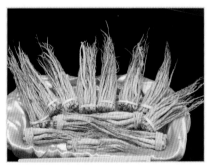

長白山白參鬚

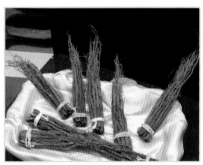

長白山紅參鬚

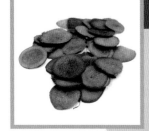

鹿茸「咀片」最名貴

在上環的傳統參草店，看到飾櫃展示整個乾製的鹿頭連鹿角（原架鹿角），有點不寒而慄，這是傳統中藥店，為建立其「貨真價實」形象，證明該店所賣的，是真正的鹿茸。

野生梅花鹿屬於國家一級重點保護野生動物，已禁捕獵。目前市面上供應的鹿茸、鹿尾巴和鹿筋，均是養鹿。

特別適合婦女滋補

我們對鹿茸的認識總是有點謬誤。一直有錯覺，鹿茸是冬天才吃的？原來任何季節皆可服用；又一說，鹿茸是男士補品，卻原來，鹿茸特別適合婦女，調理女性體虛血弱，手足冰凍，尤其是產後、病後失血過多。潮州婦女最愛用鹿茸、冬蟲草燉白鴿補身。

鹿茸是雄性梅花鹿和馬鹿的嫩角，含有磷脂、糖脂、膠脂、激素、脂肪酸、氨基酸、蛋白質、鈣、磷、鎂、鈉等成份。

鹿茸藥性偏溫熱。中醫認為，鹿茸主要補血，又可刺激免疫系統、促進發育、防止骨質疏鬆，提高臟腑功能，都很有作用。感冒期間、高血壓患者及腫瘤患者需慎用。

鹿角茸循環再生

小鹿在第二年會長出小角茸，第三年長出完整的兩丫角，這時候養鹿人就會採切鹿茸，此後鹿隻每年都會再長出三丫角。通常一年收茸（切角）一次，若不及時收茸，茸就會老化，減低藥用價值。鹿茸循環再生，成熟也會脫落，即使不被採割，鹿隻打架或撞樹，茸角也會脫落的。

養鹿成長至暮年（約七至十年），在健康狀態仍可以的時候，就會被宰殺，取其鹿茸之外，還有鹿尾巴、鹿筋和鹿肉。

茸片「頭」「角」「咀」

我們在參茸店看到的鹿角和鹿茸片，有「吉林頂級全咀鹿茸片」、「血茸片」、「吉林鹿角」、「血茸角」等，名堂多多。鹿角分三個部份：「頭」、「角」、「咀」的功效各有不同。

鹿茸丫最尖端位1吋，稱作「咀」，是鹿茸最名貴部份，也最具補益功效。咀片組織密度高，呈血紅色，約四千元一兩。

在「咀」對下2至3吋位，稱作「角」，從其切片可見，角質鈣化多些，組織密度較疏。較接近「咀」的角片，呈紅色，約一千七百元一兩；位置下一些的角片，呈白色，約六、七百元一兩，較為便宜。

在「角」對下至末端最接近鹿頭的部份，稱作「頭」。是鹿角三個部份中鈣化最多的地方，其切片可見密度更疏，沒有甚麼藥效，參茸店多數不會出售該等級的茸片。

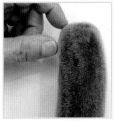
最頂端兩指間稱「咀」。

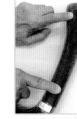
兩指之間部份稱「角」。

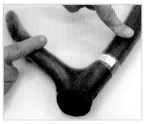
兩指以下部份稱「頭」。

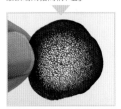
咀片小孔如美麗萬花筒。

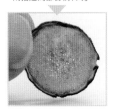
角片

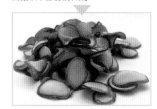
白色砂片

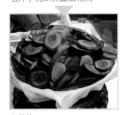
血茸片

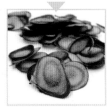
角片

梅花鹿與馬鹿

　　能採製鹿茸和鹿尾巴的，全世界只
有梅花鹿與馬鹿這兩個品種。梅花鹿產
自東亞地區，如中國吉林、日本、韓國、
澳洲、紐西蘭，另蘇格蘭也有少量。

　　馬鹿產自中國新疆、蒙古、俄羅斯一
帶，馬鹿體格魁梧，大隻馬鹿的體形與馬
匹差不多，其鹿茸也比梅花鹿大兩倍甚至

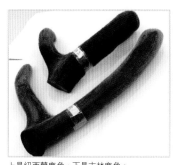

上是紐西蘭鹿角，下是吉林鹿角。

四倍，梅花鹿角約三、四兩重，馬鹿角約七、八兩重，甚至十兩重也有。

　　馬鹿因其體積和體重份量，鹿茸價錢相對也比梅花鹿茸貴。

吉林鹿茸馳名

　　鹿茸要乾透，否則會腐臭，在處理技術而言，中國吉林省長春市的
鹿茸，經過幾百年的歷史，從捕捉到養殖，再到製作鹿茸，都很有經驗。

　　我們到內地旅行，很多機會買到鹿茸片。專家認為，有些現成切片
還未必是真正鹿茸片，需提防茸片混以其他獸角類的切片。如果經濟許
可的話，整隻鹿角買下，只要沒有異味，帶回到原居地才切片。

參茸店代為切片

　　香港參茸店可代為切片。師傅將鹿角刨毛、浸白酒、切片，視乎鹿
角大小，切工約數百元，切後分頭、角、咀三部份，交還給客戶；有些
經豐富的師傅，還會把切片後的鹿角整隻還原，一片不漏交還客戶。當
然，買現成鹿茸片可省卻處理切片的麻煩。

大少建議

　　中國吉林省長春市的鹿茸是最好的，到內地旅行很多機會買到鹿茸
片，有些現成切片未必是真正鹿茸片，需提防茸片混以其他獸角類的切片。
買鹿茸，最好買鹿茸丫最尖端位1吋的「咀」片，是鹿茸最名貴也最具補益
功效的部份。

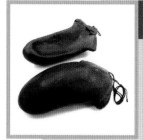

鹿尾巴與鹿筋

我們在古裝影視劇集中,看到清朝皇族賞鹿、飲鹿血的情節。中國東北是盛產梅花鹿的地方,滿族是游牧民族,以騎獵為生,習慣即捕即食,滿、蒙入主中原後,仍習慣飲鹿血,以形補形,以血補血。

「哈兒巴」精華所在

陽氣聚於角,陰氣聚於尾。鹿尾巴對男性的補益功效更為廣泛。鹿運動量多,尾巴含油量少,含豐富蛋白質、膠質乳磷酸鈣、多種維他命、鎂和鋅等礦物質。能暖腰膝、治風濕、益腎精、補虛損,一年四季,男女合用。

鹿尾巴蓋在鹿脊近臀部之上,滿州人稱為「哈兒巴」,是鹿的精華所在。野生鹿尾巴價錢驚人,由數千元至近萬元一兩,但現在禁獵後,野生鹿尾巴可謂絕無僅有。目前市面上供應的鹿尾巴,都是中國和紐西蘭的養鹿產品,鹿尾巴以尺碼大小及肥瘦分等級,最大的有四至六兩一隻,約數千元一兩。

「琿春」名氣大

鹿尾巴大隻表示鹿強壯,補益功效也較好。中國「琿春」品種體積較大,比紐西蘭品種貴多倍。「琿春」體積肥厚,「類似「豬腰芒」,外表渾圓滑溜,底部豐滿。鹿尾巴從尾椎骨處割下,掛起陰乾,清除脂肪、筋膜及殘肉,剪去毛皮,打磨穿起再風乾及陰乾,直至完全乾燥。

有些體積較大的鹿尾巴,吹曬的時間不夠徹底,乾燥度不足,內部仍有水份,肉質易起變化,以致產生異味,很是可惜。有些鹿尾巴表面嗅不出異味,切開可能仍然有處理不善的。小隻鹿尾巴則沒有這個問題。

紐西蘭市場佔優

紐西蘭畜牧業發達，飼養梅花鹿數量很多，挑選品質較嚴，衛生管理相當完善，無論鹿茸、鹿尾巴及鹿筋，價錢相對中國便宜。近年在市場上已佔有優勢。

紐西蘭鹿尾巴由半兩至一兩半一隻的較普遍，超過二兩一隻的實不多見。其外形偏平，底部挖空以清除脂肪，由百多元至數百元一兩。

風乾肉類香味

中國和紐西蘭的鹿尾巴，外形有些差異，但兩者均光潤結實，「立立令」很是漂亮，嗅下去有風乾肉類的香味。

選購需注意以下要點：

① 最少要有九成半的乾爽。

② 有風乾肉類的香味，如有異味，則屬處理不善。

③ 按一下是否結實，若脸身則表示內有腐化跡象。

④ 具商譽的參茸店有 X 光機，照一下就測到成品的質素，所以在商譽店一定可以買到優質的「琿春」。

⑤ 輕揉一下鹿尾巴表面，再觀察指頭，不能有人為的油污或煤煙。

食用鹿尾巴方法

鹿尾巴以白酒抹淨，放焗爐焗3-5分鐘，肉脸切薄片。因有少量天然羶味，需以白酒及薑葱出水，通常大隻鹿尾巴約二兩，分四次用(每次約四至五錢)，加入少量五味子、龍眼肉、紅棗，三、四片高麗參，四、五粒麥冬，燉雞或瘦肉。

大少建議

中國和紐西蘭的鹿尾巴，兩者均光潤結實，按一下是否結實，若脸身則表示內有腐化跡象。輕揉一下鹿尾巴表面，再觀察指頭，不能有油污或煤煙。

買鹿腳筋一定有鹿腳蹄，四片趾甲，帶點暗黑；若超過四片趾甲的，一定不是鹿腳筋。鹿筋一定有羶味，筋不會太粗，最好買前肢，據說功效較好。

鹿筋前肢勝後肢

　　鹿筋強健筋骨，改善關節，預防骨質疏鬆，還有增加皮膚彈性和水份，中國傳統食療以形補形，很受女士歡迎。

　　鹿筋分前肢和後肢，前肢主跑，鹿筋較長，補益功效也較優，後肢助跑，鹿筋則較短。通常前肢較貴，如北鹿筋(中國北方)前肢六百至千元一斤，後肢則三百至六百元一斤；紐西蘭鹿筋便宜些，前肢三百至五百元一斤，後肢二百至四百元一斤。

選購要點

　　買鹿腳筋有幾點是很重要的。

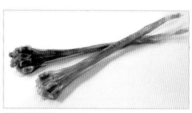

購鹿筋要數腳趾是否4片

① 一定有鹿腳蹄，四片趾甲，帶點暗黑；若超過四片趾甲，一定不是鹿筋。

② 鹿筋一定有羶味，如果沒有羶味，一定不是鹿腳筋。

③ 鹿筋不會太粗，超過1cm至2cm的，可能是水牛筋。

④ 最好買前肢，據說功效較好。

薑葱出水去羶味

　　鹿筋又特別配合肉類，如鹿筋炆冬菇、鹿筋燉竹絲雞及水鴨，更可以煲湯。

　　由於鹿筋羶味較重，食用時要花工夫去羶味。做菜之前需以白酒及薑葱出水，約45分鐘，待涼後清洗乾淨；若羶味仍不去，需以白酒再出水一次。

　　另一去羶法較徹底和迅速，一個檸檬切八件，一齊出水。

做個「靈芝人」

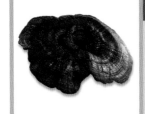

一次廣東遊，朋友帶我們去養鴿場，吃了一頓很「招積」的「靈芝鴿」，這是用靈芝孢子粉餵飼的養鴿，我們吃下美味的乳鴿，又吃下靈芝，可謂一鴿兩吃。

鴿場為保障存活量，基於商業考慮，需提高養鴿免疫力，避免發生傳染病，於是用靈芝餵飼養鴿。靈芝鴿這麼「招積」，那麼我們人類，是否也應考慮做個「靈芝人」呢？

傳統朵狀靈芝

市面上的靈芝產品分兩種，一是朵狀靈芝菌子實體和切片，二是靈芝保健產品，包括「孢子油」、「孢子精華」、「孢子粉」等等。

今時今日環境污染，野生靈芝生長環境也備受質疑，品質不容易監控。近代已開發培植靈芝，用科學方法提取靈芝孢子。據成份分析，噴了孢子的靈芝子實體，就如「代母」完成了工作，子實體剩下的靈芝成份，已有所減低。

名貴的靈芝孢子

靈芝一般生長在濕度高的山林中，主要生長在腐樹或是其他樹木的根部。培植靈芝場，用的就是優質不帶油脂性的椴木培植靈芝。

靈芝是一種堅硬、多孢子和微帶苦澀的大型真菌，菌蓋為腎形，有漆狀光澤和雲狀環紋。成熟期的靈芝菌，從底部噴出粉粒狀的靈芝孢子，粉塵漂浮空氣中，再沉積於菇面。

孢子有硬殼保護，需人工破了殼壁才能使用。若干藥廠發明了破壁靈芝孢子的方法，提取孢子的成份，對不少慢性疾病和大小手術的調理很有幫助。用於靈芝產品的，多是採用赤靈芝。

選購要點

　　對於市面上林林總總的靈芝孢子產品，怎樣選擇呢？

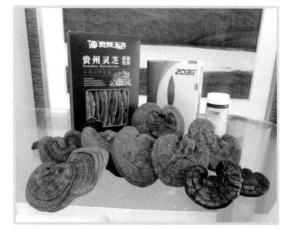

靈芝產品

① 消費者需要多留意一些檢測報告，比較一下破壁率檢測，其結果差異甚大，再對照一下價錢，是否合理。

② 在選購時看清楚產品所列的功能。這些功能，需符合香港政府化驗所要求的標準才能列出。

③ 要看生產商的規模和商譽，參考親友採用過後所體驗的成效。

日本培植靈芝

　　上世紀六十年代，日本已有培植靈芝，生產靈芝食療產品，但消費者對此認識不多；至七十年代，經臨床實驗證明，靈芝滋補強壯，扶正培本，對提高免疫力有一定作用，經傳媒推介，認識的人有增；七十年代末期，中國和台灣都開始搞培植靈芝，八十年代進入全盛時期，二千年後廣告宣傳催谷，昂貴的靈芝保健產品，擁有大量的消費群了。

大少建議

　　購買靈芝保健產品，需要留意比較一下各產品破壁率檢測報告，及其報告的出處，再對照一下價錢是否合理；在選購時看清楚產品所列的功能；還要看生產商的規模和商譽，參考親友採用過後所體驗的成效。

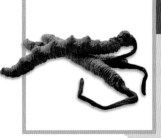

一啖蟲草一啖金

在參茸店買冬蟲草，非熟客是不讓揀選的，一來怕顧客手骯，二怕沾了手汗水，三怕不小心弄斷子座，冬蟲草就不值錢了。

若是熟客，在參茸店買一兩，給個九五折，若多買幾兩，再送個九折，還可讓顧客落手逐條揀哩。

　　內地朋友來港買冬蟲夏草，到國貨公司參茸部走了一趟，貨架上展示的冬蟲草，價錢很多級別，最大條又粗壯的「雙頂蟲草王」，約二萬多元一兩，平均一條三百多元；後來又往參茸老店看看，價錢也差不多。朋友最後中間落墨，買了一萬多元一兩的「天王蟲草王」，平均一條也要一百二十元。

等級以兩計條數

　　冬蟲草以兩和條數計算，每兩的條數越少，顯示冬蟲草較為粗壯，越見名貴。

　　① 超級蟲草王(一兩50條)，市面上已絕無僅有；

　　② 雙頂蟲草王(一兩60-68條)約二萬多元；

　　③ 特級蟲草王(一兩68-85條)約一萬八千多元；

　　④ 天王蟲草王(一兩85-110條)約一萬伍千多元；

　　⑤ 中級蟲草(一兩100-180條)約七千伍百元至一萬二千元。

(註：價錢是2013年1月的統計，然而因應市場供應關係，價格會有上下調整之情況。)

日吃三條月吃三萬

　　冬蟲夏草比其他種類的滋補品，具更廣泛的藥用性和食用性，冬蟲草與人參、鹿茸並稱中國「三寶」。它藥性溫和，一年四季都可食用，老少病弱者皆宜服用，無任何副作用，補肺益腎，用於久咳虛喘，勞嗽咯血，陽痿遺精，腰膝酸痛，大病後增強免疫力。

病患者若吃「雙頂蟲草王」，每天需三條，一天便吃去近千元，一個月花費近三萬元了；若健康人士一周吃兩次，每次三條，每月也花近七千元，真是一啖蟲草一啖金。其實，如果不是藥用，只是一般食療，七千伍百多元至萬多元一兩的中級蟲草，平均七十元一條，已達保健功效。

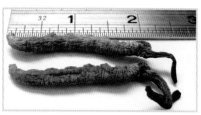
頂級西藏那曲冬蟲草長達二吋半

選購要點

揀冬蟲草要注意幾點：看顏色，觀足部，嗅氣味。

① 冬蟲草蟲體似繭，表面深黃色至黃棕色，背部有環紋，頭部紅棕色，腹足8對，中間4對較明顯。

② 子座細長圓柱形，彎曲，深褐色或棕褐色，有菇類的香氣。

③ 蟲草質脆易折斷，真冬蟲夏草之橫斷面，是類似某名牌手錶的商標，倒轉的U狀圖案。

④ 根據自己的經濟能力，號定自己所需冬蟲草的規格，多走幾家參茸店格價。同等規格的冬蟲夏草，不同店的價錢，還是有差別的，一般上落一成是有的，但上落兩成就要有所警覺了。

⑤ 不要貪便宜，如有些店的優惠噱頭：「買滿幾多兩，多送一兩」。試想，一兩冬蟲夏草的價錢幾千至上萬元，會有「送一兩」這麼便宜的事麼？需明白羊毛出在羊身上。打個折扣，還算是合理的。

⑥ 消費者選購冬蟲草時，需光顧有商譽的參茸店，相信不會買到摻假貨品。切記價錢次要，重要是貨真價實，物有所值。

大少建議

　　如果健康人士只是食療之用，七千伍百多元至萬多元一兩的中級蟲草，已足夠應付保健需要了。揀冬蟲草要注意幾點：看顏色，觀足部，嗅氣味。表面深黃色至黃棕色，背部有環紋，頭部紅棕色，腹足8對，中間4對較明顯。子座細長圓柱形，彎曲，深褐色或棕褐色，有菇類的香氣。

是蟲又是草

「冬季為蟲，夏季為草」的形態，因而得名冬蟲夏草。究竟冬蟲夏草是蟲還是草？春末夏初，一種蝙蝠蛾科昆蟲把卵產在土中，孵化幼蟲；秋末冬初，幼蟲在泥土內過冬，被一種真菌感染，蟲體內充滿菌絲，慢慢把蟲體侵食得剩下表層皮；到了次年春天，菌絲從幼蟲尾部長出條狀的子座，不斷向地面伸出；夏天，子座會像小草一樣露出地面，被農民整條採挖。具體來說，這是蝙蝠蛾科昆蟲的幼蟲，經真菌寄生僵化而成的複合體。

「藏草」質量較優

冬蟲草是中國獨有名貴藥材，生長於3000米以上的高原。主要分布青藏高原，主產是西藏那曲及青海玉樹兩地；此外四川西部、雲南西北部、甘肅南部也有少量分布。

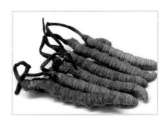

靚冬蟲草粗壯飽滿

產於藏民區的稱之「藏草」，質量較優，其中青海玉樹地區的冬蟲夏草，顏色黃鮮一些、味濃；西藏那曲的冬蟲夏草，顏色較暗一些，兩者同樣為中國蟲草中的極品。產於非藏民區的，統稱為「川草」，質量稍遜。

價錢高踞不下

冬蟲夏草的藥用價值越來越受肯定，全球需求量日增，由於冬蟲夏草的生態環境特殊，受制於蝙蝠蛾的存活量，加上自然災害及人為因素等，令冬蟲夏草產量時多時少，但平均來說，產量歷年並沒有很大差別。然而需求量日增，造成價錢高踞不下，不法商人為牟取暴利，以假亂真的新聞，時有所聞。

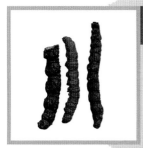

市面上的問題蟲草

從廣泛意義上，蟲草很多種，已發現的有四百多種，有冬蟲夏草、亞香棒蟲草、新疆蟲草、涼山蟲草等等……。經醫學研究發現，只有冬蟲夏草(蝙蝠蛾科昆蟲)是目前所知對人體最具藥療價值的蟲草，經臨牀和藥理試驗，非蝙蝠蛾的蟲草，對人體健康是無藥效的。

市面上一些不法份子，常用湖南、廣西、江西、安徽等地的野生亞香棒蟲草、涼山蟲草，冒充昂貴的冬蟲夏草，牟取暴利。這些非蝙蝠蛾蟲草，形狀與冬蟲夏草有些相似，一般人不易分辨，只有依靠參茸商譽店的買手把關了。

澱粉倒模假蟲草

市面上有一種澱粉倒模的假蟲草，做成與冬蟲夏草相似的蟲條狀，表面黃白至黃棕色，環節明顯，縱紋不明顯，「蟲」身較為光滑；子座又是人工原料偽做，黏貼在「蟲草」末端。「蟲草」倒模條條一樣，像整容美女一個模樣，要很細心察看，才能分辨出來。

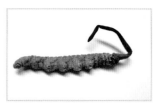

中間四對腹足特別明顯，靚蟲草的子座特別長。

「金屬蟲草」無所遁形

蟲草在挖掘時容易掘斷，賣相不好就不能賣個好價錢，於是不法份子用鐵絲或鉛絲穿在蟲體上，以加固其斷折之處，又可增加其重量。驗證部門用金屬探測器檢查，令「金屬蟲草」無所遁形。然而道高一尺，魔高一丈，不法份子現改用竹簽代替鉛絲的作用，避過金屬探測器檢查。

消費者在選購時，要觀察接駁位是否自然，便可察覺是否原條冬蟲草了。

印度珍珠蟲草

三、四年前流行一時的珍珠蟲草，產自印度、尼泊爾和不丹。這類珍珠蟲草瘦弱，又小又黑，子座佔整體65%，蟲身只佔35%而已，療效非常微。

「新鮮蟲草」非蟲草

街市山草藥檔有一種「新鮮蟲草」，其實是石蠶，又名地蠶，是唇形科植物，完全看不到足，又沒有子座，一眼就被看出來。這並非冬蟲夏草，滋補療效值得商榷。

蟲草膠囊要看正名

市面有售膠囊裝冬蟲夏草精華，價錢吸引，比起原條的冬蟲夏草便宜太多了，很受消費者歡迎。消費者看一下包裝上所列每顆膠囊所含冬蟲夏草粉的含量，再計一下總重量，掂量其價值又是否便宜得合理？

原條冬蟲草價錢這麼貴價，蟲草精華為何又可以這麼便宜？內裏究竟有幾多純冬蟲夏草粉呢？有些膠囊精華在包裝上只列「蟲草」字樣，頗為取巧。專家教路，一定要認明包裝有「冬蟲夏草」四個字方為可靠。

人工培植蟲草花

天然的冬蟲夏草遠遠滿足不了市場需求，採用ＤＮＡ培育冬蟲夏草菌絲體應運而生，就是市面上的蟲草花。這類蟲草花其實是菌類，只具清補作用，煲湯當作「閒湯」飲用是無妨的。天然蟲草花原色是灰色的，由百多元至三、四百元一斤。但市面上常見到的蟲草花都是帶紅色，用食用紅花染色，有增加香味之用。食用紅花其實是一種名貴香料，西餐食物也會用食用紅花作顏色安排之用。

大少建議

蟲草在挖掘時容易掘斷，不法份子用鐵絲或鉛絲穿在蟲體上，以加固其斷折之處。但為避過金屬探測器檢查，現多改用竹簽代替鉛絲。消費者在選購時，要觀察接駁位是否自然，便可察覺是否原條冬蟲草了。

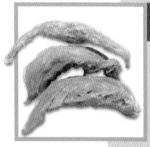

「洞燕」與「屋燕」

香港上環的文咸西街與永樂街，被命名為「參茸燕窩街」，燕窩產品成行成市。行走其中，供應印尼燕窩居多。問可有越南會安燕？店員打量了一下，白鴿眼翻到頭頂上去，「越南、泰國燕窩好貴嘅，幾千元一兩的呀?!」其實，懂得找越南、泰國燕窩的顧客，不是食慣高級燕窩的食家，就是知貨識價的用家。這些無知店員，連觀客的常識都沒有，應該要接受「再培訓」哩。

識食越南、泰國燕窩

參茸燕窩莊展示的都是印尼燕窩居多，越南、泰國燕窩較少。印尼燕窩價錢比較大眾化，一斤約八十多盞的，由數百元至千元一兩，較受消費者歡迎。慣食燕窩的用家，都知道世界馳名的越南會安燕盞「洞燕」，耐火、襟燉、發頭好、味濃，動輒數千元一兩，泰國燕窩亦是「洞燕」。若經濟許可，當然要買越南燕窩，至低限度也要泰國燕窩。

燕窩的質素級別，以「洞燕」和「屋燕」區分。

「洞燕」採摘於山洞裏，「屋燕」取於燕屋內，兩者採摘的難度及其營養價值，都有很大的分別，正因如此，「洞燕」和「屋燕」的價錢相差數倍。

洞燕「精英運動員」

越南地處印支半島，海岸線長，既有海島山洞，又有深山大澤，吸引金絲屬之燕子在山洞岩壁築巢群居，這種岩洞的燕巢，名為「洞燕」。燕子要與蝙蝠、蛇鼠共處一洞，蝙蝠食蛇鼠，蛇鼠吃鳥蛋，燕子築巢可謂危機四伏，物競天擇，適者生存，能在這惡劣環境下築巢的燕子，都是燕界精英。

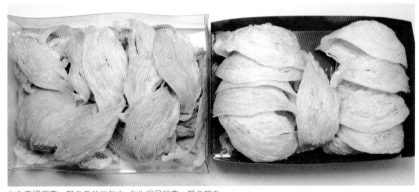

左為泰國洞燕，顏色天然淡灰白；右為印尼屋燕，顏色較白。

「洞燕」的燕子，飽受風吹雨打，與大自然博鬥，飛越深山大澤，運動量大，其身體素質明顯優秀，燕子吃各類昆蟲、植物、水果和海產，食物複雜，其唾液成份也因而複雜，療效更高。

「洞燕」純天然野山，採燕人冒着生命危險在山洞外搭建棚架，向洞中薰煙驅趕蝙蝠、蛇鼠、燕子離巢，從而入洞採摘燕窩，「採燕」危險性很高，「洞燕」的罕有和矜貴，見於昂貴價錢。

越南和泰國出產的燕窩全部是天然野山「洞燕」，其中以越南更勝一籌。

屋燕份量不及洞燕

印尼七十年代開發「屋燕」，佔全世界燕窩市場七成。人工為燕子安排了較佳食住環境，故燕窩之產，較密及較多。

「屋燕」是在海邊人工搭建的燕屋，讓燕子不受風吹雨打，安心在屋內築巢，燕子吃的是海邊魚苗小蝦、小螺、小蜆，其燕盞夾集較多海草。這類燕子無需「搵命博」，其體質與「精英運動員」相比，可謂相去甚遠，「屋燕」的唾液成份含量，相對「洞燕」是有所不及的。

越南泰國專攻貴價貨

燕窩有其豐富的經濟價值，為甚麼越南和泰國沒有發展「屋燕」呢？

　　這與歷史環境息息相關，越南戰亂頻繁，城市污染較多，加上男性征戰傷患，對國家的發展有一定的障礙。

　　泰國則資源豐富，盛產稻米和寶石，生意人鮮有發展養燕，只有傳統之採捕「洞燕」，供食家享用。

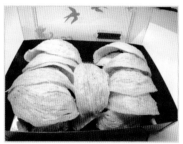
印尼大屋燕

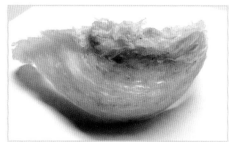
印尼大屋燕

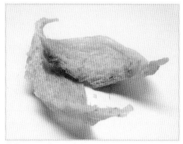
燕盞要注意盞形平均自然，頭厚尾薄。

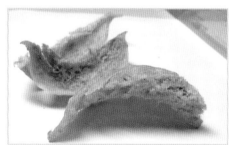
泰國洞燕

大少建議

　　燕窩的質素級別，以「洞燕」和「屋燕」區分。「洞燕」採摘於山洞裏，「屋燕」取於燕屋內，兩者採摘的難度及其營養價值，都有很大的差別，價錢相差數倍。

　　市面上大多是印尼「屋燕」，若經濟許可，當然要買越南燕窩，至低限度也要泰國燕窩。

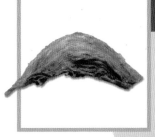

燕窩不要追求「美白」

二零一一年中國抽驗海外進口的燕窩中，發現含有超標的亞硝酸鹽，中國因而禁止燕窩進口。亞硝酸鹽超標現象，是因為部份不良供應商，在清洗燕窩的程序中處理欠佳所致。禁止燕窩進口的風波鬧得很大，打擊了中國消費者的信心。過去內地朋友來港總愛買燕窩，但最近有所卻步，香港市場因此而受拖累。

太后駐顏啖燕窩

燕子的唾液含豐富蛋白質，牠不斷重複以條狀唾液構築燕巢，卻被人類採摘當作食療之用。燕窩自古以來就被奉為養生珍品，中醫認為，長期服食可治療痰喘、咳嗽、肺病、咯血等症狀；今天的科學研究，燕窩含大量水溶性糖原蛋白及碳水化合物、胺基酸、鈣、鐵、磷等，長期服用對肺病、氣管炎、潤膚、食慾有顯著功效。此外，適用於病後調理，增強身體免疫力。有說，慈禧太后就是常吃燕窩而駐顏有術。

「官燕」乾淨、盞大

無論「洞燕」或「屋燕」，採收的燕窩均夾雜燕毛、蛋殼碎、海草及細砂等雜質，需進一步清洗、除毛、去雜質才能出售。

成品中以完整天然燕盞最貴價，天然的「白燕」(灰白色)是極品燕窩，古代作為貢品之用，故又稱「官燕」，盞大、條紋好，形態美，約六十隻一斤，屬一級極品。

「血燕」氧化至鏽色

我們常聽到另一個珍品的名字「血燕」(啡紅色)，傳統說法燕子吐液太辛勞以至「咯血」，被業者吹噓有「特殊療效」，令消費者為之捧場。其

實「血燕」與「咯血」無關，是因為山洞礦物質氧化，
以至燕盞變成鏽色。

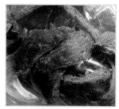

名貴的越南會安血燕

「血燕」比「官燕」較次一級，啖之不及傳統官燕
細滑，略為「嚡口」。不良商人會把部份燕窩染色，
以「血燕」出售，染色燕盞一旦濕水便會脫色。

「白燕」天然灰白

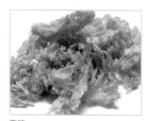

燕碎

在洗燕的過程中，部份燕窩損耗，以至形
態不太完整，有的作「半月盞」、「三角盞」出售，
亦有部份更不成形，只能以「燕餅」、「燕條」或
「燕碎」出售，當然價格非常便宜。

燕子孵蛋時偶然會踏破蛋殼，蛋汁氧化後
會留下點斑點，因此燕窩每片都會存在色差，
不可能片片白色。但一般消費者對斑點、天然灰白燕窩的賣相有所抗拒，
以為骯髒，又以為會影響食效，總是追求「美白」為上。

資深的燕窩食家，都會選擇天然原色的燕窩，「官燕」就是天然「白
燕」，天然「白」其實就是灰白，並非雪白，消費者要注意。

漂白燕窩失蛋香

無良業者為投其所好，在洗燕窩時以化學方法漂白了燕窩，一來去
掉燕窩的斑點，又可掩飾未挑盡的細毛。經化學漂白的燕窩，對人體健
康頗有影響。

分辨是否「漂白燕窩」不難，如果片片都一樣雪白，沒有色差，你便
心中有數了。其次，天然燕窩有蛋白香味；若經漂白，便失去此天然味
道了。買的時候，要嗅一下可有藥水味道，以保安全。

大少建議

一般消費者對斑點、天然灰白燕窩的賣相有所抗拒，總是追求「美白」
為上。但資深的燕窩食家，都會選擇天然原色的燕窩，天然「白」其實就是
灰白，並非雪白。一級極品「官燕」，就是天然「白燕」。

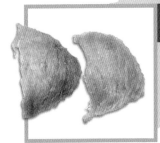

不怕燕窩「做手腳」

香港燕窩市場，八成半來自印尼燕窩，廣告上若沒寫產地的，一定是印尼燕窩；越南和泰國的「洞燕」是珍品，沒理由沒寫上產地。

燕窩的宣傳廣告，優惠五花八門，令消費者看得心花怒放，驟看很容易被迷惑。譬如多買有着數，買9兩給你七五折；又或者推出特惠價，條件是「4 兩起買3送1」，細看廣告才明白，一定要綑綁買4兩以上，才得享廣告上的優惠價。

消費者要立定心眼，不要對優惠廣告心軟，否則你可能因此莫名其妙地越買越多。

最少八成半乾身

選購燕窩，除了不要追求美白之外，還要注意燕盞不能太乾身，如百分百乾燥，則容易破碎，對價錢有影響。所以店舖出售的燕窩，仍有百分之五至十五的濕度，名貴的燕窩都是存放在雪房的。

若燕窩放手上，感覺涼浸浸和軟身，應是水份太多。有濕度雖可保持燕盞形態，但置於不穩定溫度下，又容易影響質素。消費者買燕窩，最少也要感覺有八成半乾身。

塗膠燕窩「立立令」

業者在洗燕時去毛除雜質的過程中，難免使燕盞出現縫隙，為修補外形，無良業者以塗膠填補，使之平整、美觀。塗的「膠」是魚膠粉，間中用豬皮碎提煉(現已較少用)。業者把膠塗得厚厚的，還可偷得重量斤兩，牟取利潤。

消費者觀察燕盞表面，如有不自然的光澤「立立令」，便不要選擇。要注意觀察燕盞結構形態，盞要自然鬆散，結構太密實的可能已被塗膠。

瓶裝燕碎較經濟

有些燕條、燕絲和燕角，被揭發是一種成本甚低的「樹脂」冒充燕窩成品，浸水後撕不開，燉後膨脹，不溶於水中。但這情況在九十年代後已經少見。那麼瓶裝燕窩又是甚麼？這是最低成本的燕碎，內裏的燕碎成份多少，決定於價錢，成份與價錢成正比，有商譽牌子的瓶裝燕窩，質量也不會太差。

原盞較難藏拙

如經濟許可，盡量買燕盞，不要買燕餅、燕條和燕碎。燕盞若被「做手腳」，容易被察覺；而燕餅和燕條因為不是原盞形，較易藏拙。

燕盞不要只追求大件，最重要是比例大小要均勻，例如盞頭厚些少，盞尾稍薄；又好像「三角盞」理應是薄片的，若「厚身三角盞」就要警覺了。

燕窩要選「一手樓」

燕巢也如人類的樓宇，有建築的期數。

燕子築巢經常受外來因素破壞。「洞燕」巢會受蝙蝠、蛇鼠的破壞，「屋燕」巢因經濟因素給人類採摘。燕子吐涎做了第一個巢，給破壞或被採摘了，只能繼續吐涎做第二個巢，若再給破壞或被採摘，唯第三次做巢。試想，一年起三次屋，吐涎到第三次，燕子可謂筋疲力倦，「口水乾埋」，來不及吸收營養，口水成份質量欠佳。所以第一期燕窩特別大件頭，營養份量夠，買燕窩要選「一手樓」。

大少建議

出售的燕窩仍有百分之五至十五的濕度，名貴的燕窩都是從雪房內取出的；但有些燕窩出售時仍有三成的濕度，這視乎消費者是否可接受，需知太濕影響質素及價值。如經濟許可，盡量買燕盞，若被「做手腳」，燕盞難以藏拙。觀察燕盞表面，光澤要自然，盞形結構要自然鬆散，結構太密實的，可能已被塗上明膠。

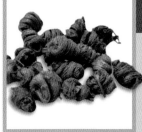

石斛首選「龍頭鳳尾」

我們聽得最多的石斛，是霍山石斛、鐵皮石斛、金釵石斛等。

最好的霍山石斛是「龍頭鳳尾」，即是頭尾尖、中間略粗，是高質素的石斛。但有些供應商為投顧客所好，會把石斛繞繩大顆，標榜高檔罕有貨色。其實，石斛不必求大，只需選用金黃、有光澤、膠質較豐的小粒為佳。

名門望族都有相熟的名醫調養身體，最常見的保健方法就是食石斛粉。

A先生是某大財團的CEO，其家族有血糖問題，A太太隔幾個月就會用石斛(5兩)＋野山花旗參(5兩)＋冬蟲草(2兩)＋田七(4兩)打粉，每天一茶匙粉，放在早餐的飲料中，讓家人服用，滴粉不漏。

頂級霍山石斛

名貴藥粉啖啖金

這種名貴藥粉不是普羅大眾所能負擔的。試想，頂級西藏蟲草約二萬多元一兩，美國野山花旗參約二、三千元一兩，頂級霍山石斛由四百至千元一兩、雲南田七約五十至百元一兩，計算一下確是天文數字。

特級石斛

其實「食粉」可以豐儉由人，霍山石斛仍是主角，不一定要加上蟲草，野山花旗參可用美國種植花旗參取代，當然少不了雲南田七，這樣既有調理藥效，也較經濟。

一級石斛

石斛煲水孿變直

石斛的藥用部位主要用莖，而不是全草。

我們在參茸店常見到的是霍山石斛，是數條石斛蘭的嫩芽繞成螺絲狀，含豐富的膠質，煲水後會由蜷曲變直條，咬口清甜有膠質汁液；如

二級石斛

果是後期附在石斛表面添加的「膠質」，如魚膠粉、大菜等，煲後會溶於水中。

石斛的分類很多，全世界石斛屬植物1,500多種，而中國約有76種，按用途來劃分，主要用於保健品的是霍山石斛和鐵皮石斛，它們在石斛家族中，是真正名列前茅，位居上品。而石斛蘭又是觀賞性的上乘花卉。

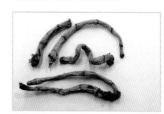

鐵皮石斛是石斛中難得的珍品。

清熱明目調節血糖

《本草綱目》記載，石斛可以「補五臟虛勞，強陰益精，久服厚腸胃」。宮廷御醫以霍山石斛代茶，供慈禧太后作為滋潤保養秘方。

原條石斛

石斛主要清熱明目，調理白內障，有一種以人參和石斛調製的「石斛夜光丸」用作補眼之用，相當有名。另，石斛又有生津止渴，調節血糖、膽固醇的作用。

價錢相差八成

石斛價格差異很大，不同產地的價錢，可以相差八成，由百多元一斤，至萬多元一斤不等。「道地」石斛當然值錢了，首選安徽霍山，市場中的霍山石斛並不多。近年浙江、山西、雲南、廣東等地都有培植，亦有藥效，但與正宗霍山石斛功效比較，相差頗遠。要買到「道地」石斛，一定要到百年老店選購，起碼他們不會把廉價貨當貴價貨賣給你，而且價錢也不會太離譜。

大少建議

到參茸店買石斛，最常見的是霍山石斛，你找「龍頭鳳尾」就是最好的貨色，不要以為大顆就是高檔貨；石斛不必求大，揀選金黃色、有光澤、頭尾尖，中間略粗為佳。石斛是名貴藥材，可加花旗參和田七，讓參茸店代為打粉，送湯服用。

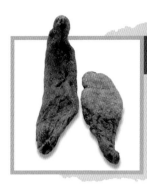

有天麻無頭痛

對天麻的認識，源於對「天麻魚頭湯」的喜愛。這個廣東名湯，配以川芎、白芷，氣味香濃霸道，令人印象深刻。尤其在偏頭痛、暈眩的時候，對「天麻魚頭湯」就心思思了。

塊莖天麻薑汁煎煮

到參茸店買天麻，多是切成雪片般一束束紮好，散開來看，黃白色的切片，明亮透心；到內地旅行，可買到塊莖狀天麻，類似壓扁了的「番薯乾」。最道地的是四川天麻，貴州也有。

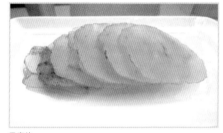

天麻片

「南北行大少」說，天麻切片前需經薑汁煎煮處理的，幾蒸幾曬，去掉其寒性。買回來未切片的塊莖，最好用大塊薑切絲，放滾水中滾半小時，再放入天麻，大火滾起收慢火，再滾一個小時，天麻塊莖吹乾後再切片，便可以煲湯了。

天麻入饌後的口感是略爽的，如果口感是酸的，多數熏過硫磺了。

大魚頭最佳拍檔

天麻有平肝息風，對治療暈眩，頭痛，對關節、筋骨亦有幫助。廣東人愛用天麻配大魚頭、大龍躉頭煲湯，也有用大龍躉脊骨，用作驅頭風食療，如用優質天麻，吃兩、三次便見效。

大魚頭是最正氣之淡水魚類。蛋白質豐富，又有豐富膠質，有暖胃補身功效，更有以形(魚頭)補形之妙。

燉魚頭的川芎、白芷，比較燥熱，血壓高者不宜。

選購要點

① 天麻片大小適中，厚薄要勻稱，約百多元至千多元一斤。

② 天麻沒有特別氣味，若刺鼻的話，有機會是熏過硫磺。

③ 如買塊莖天麻，要選肥厚個大，質地堅實、微透明為佳，約三數百元一斤。

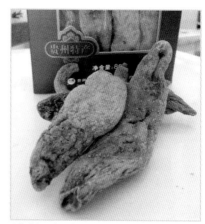

原隻未加工之天麻

大少建議

天麻經薑汁多次蒸曬，最好的九蒸九曬，有些則簡化蒸曬次數。天麻切片一束束紮好，黃白透心，無特別氣味，很難從外形和顏色分辨。但有些加工時熏硫磺太重，煲煮後會有濃酸味，對健康也會有不良影響。在參茸店和海味店都可買到天麻切片，價錢有很大差異的，最好到商譽店購買為佳。

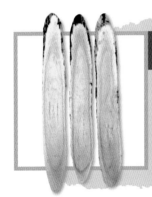

黃芪「鐵包金」

黃芪片是長條形的，有些參茸店取巧，會用鎚子敲打芪片，使橫切面顯大一些，充當大片提價，這就要看我們是否心水清了。黃芪的黑邊與黃芯之間有一小圈白紋，中間芯是大幅柔潤的黃色。

黃芪(又寫黃蓍)，主產於蒙古、甘肅、黑龍江等地。南方人對這來自北方的藥材，稱之北芪。

黃芪性甘，微溫，入脾、肺經。可補中益氣、利水消腫、氣血凝滯不通者，補氣通氣。因為涉及提氣的問題，感冒、咳嗽、哮喘忌用。

「鐵包金」黑邊芯黃

我們在參茸店買的黃芪已切片，黑邊黃芯長條狀，行內人稱「鐵包金」，質硬而脆，斷面纖維化，味微香甜。「鐵包金」傳統製法是，原枝黃芪外塗墨汁或碳粉水，以作防腐及防蛇蟲鼠蟻，墨無害又可定驚。

不同產地的黃芪，價錢參差很大，由一百元一斤至一千五百元一斤不等。最矜貴的當然是蒙古黃芪和甘肅黃芪了。

在參茸店可買到原枝黃芪，枝條粗長，不易折斷，可讓店舖代切片。

選購要點

① 黃芪切片一般是長條形的，但也有些會切成較短身，稱為「馬耳芪」。

② 注意芪片可曾用鎚子敲打，使橫切面看起來大些。

③ 黃芪切開有香味，若熏過硫磺的，香味會較淡，片身呈黃色的部份會較為白色。

④ 觀察優質黃芪片，外側是不規則的黑紋，黑紋與黃芯之間，有一圈厚薄適中的白紋，中間黃芯是柔潤的。

老少食療補而不燥

　　廣東人愛用黃芪當食療，老人家用黨參、黃芪燉豬䐒，加入海竹頭、沙參、無花果、陳皮，增加營養，補氣又不燥。

　　青少年發育期，可以黃芪燉牛䐒，加紅棗(去核)和圓肉。牛䐒筋膜有鐵質，助長發育。

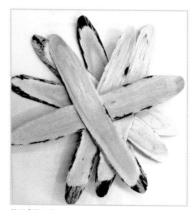

黃芪「鐵包金」

大少建議

　　優質黃芪片，外側是不規則的黑紋，黑紋與黃芯之間，有一層薄薄的白紋，中間芯是大幅柔潤的黃色。有些參茸店取巧，會用鎚子敲打芪片，使橫切面看起來大些，充當大片貴賣。黃芪切開有香味，若熏過硫磺的，香味會較淡，而且片身呈黃色部份，較為白色。

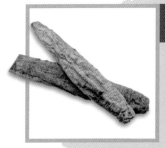

黨參VS人參

很人都有一個疑問，黨參是不是參的一種？老行尊說，黨參不是參，但功效與人參相近，但效力不及人參，所以許多補益藥劑，在使用人參部份，常以黨參取代，但要提高用量，以收效果。

　　造物者也算公平的，有錢人食百萬元一枝的野山人參養命，普羅大眾也可食廉價的黨參治病。話説回來，人參與黨參不可同日而語，人參矜貴，一參難求，而且有價有市，更是尊貴身份的象徵。

　　黨參又名防黨，粗生粗長，很多地方都有培植，其中以甘肅文縣產的「紋黨」最為有名，「紋黨」有橫紋，粗壯結實；其他還有四川成都「明參」、山西五台山的「台參」，較有名氣。

　　黨參味甘，主理脾、肺，是補氣藥，清肺熱、益胃生津、養血滋陰、止咳祛痰。脾虛食少，氣急喘促，男女老幼皆宜。

　　黨參根條粗實、質地柔潤。正宗的「紋黨」串起掛曬，有黨參成群效果，所以選購的時候，注意參頭有小孔。

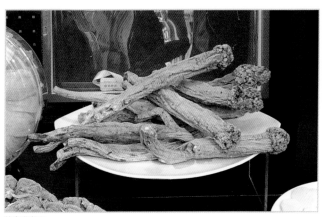

甘肅黨參王

選購要點

① 要選枝條粗壯，直身為佳，參頭有小孔。

② 優質黨參未切已有香味，可以聞得到。

③ 優質黨參較少熏硫磺，注意可有蟲蛀的痕跡。買回家後需放冰格保存。

④ 近年有些標榜「野山黨參」，有頭、有鬚根，非常碩大，產地來源不詳，價格較昂貴。為保存方便，略經硫磺處理，消費者要小心選擇。但不能一概而論，有些也是有好質素的。

⑤ 應選購正宗紋黨，質素好的約一千五百元一斤。有些產區的黨參，質素較差，黨參夭細得像筷子般幼弱，幾十元一斤，沒有顯著功效。

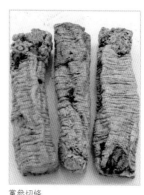

黨參切條

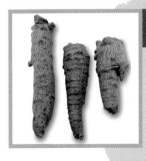

田七要揀大粒「釘」

揀優質田七，要揀大粒「釘」狀，不要選圓粒並附多粒子體。

田七表面需光滑，看到紋理。

田七粒切開後才聞到香味，道地田七味很強烈，味淡的非道地。

買田七可以先買少量，切片後聞到味道，才增加份量。

生、熟田七不同效

上世紀七十年代，田七貴過冬蟲草，田七約八百元一斤，冬蟲草才四百元一斤。今天冬蟲草瘋狂飆升至萬多元一兩，田七的升幅也有增，大概是千五元一斤。

田七也叫三七，田七是普及叫法。田七專治跌打刀傷、內臟出血等。中國名藥雲南白藥、片仔癀的成份，都有田七在內，還佔了一定的比重。生田七去瘀血，去血脂，預防冠心病，增加血管彈性，促進血液循環，更可調節高低密度膽固醇的正常比例。

熟田七則有補血功效。氣血虧損、產後血弱的婦女，也可以用熟田七作食療，加以改善。但孕婦必須慎用。

分辨生、熟田七不難，生田七沒有烘過，呈黃色；熟田七烘至熟透，或水煮熟透，呈黑色。

過量施肥圓粒肥短

　　田七生長期最少兩至三年，施肥適量
的田七，根鬚會伸延地下吸收養份，故形
狀呈「釘」型，紋理清楚，屬優良品種。但
過量施肥，田七便吸收了地面的肥料，根
部無需深入地下爭取養份，以至田七形狀
變為圓形肥短，營養過量的，還長出多粒
子體。

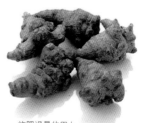

施肥過量的田七

　　田七主產於中國雲南、廣西。最好的田七在雲南，雲南少數民族聚
居之地，他們吃酥油茶，吃田七和飲普洱，可以去油膩，去血脂。

　　正因為田七對血科的好處，受到注意保健人士的熱捧。田七煲湯，
下數片已足夠，當然打粉吞服，就不會浪費。

大少建議

　　揀優質田七，要揀大粒「釘」狀，不要選圓粒並附多粒子體。生、熟田
七不同功效，生田七去瘀血，呈微泥黃色，熟田七有補血功效，呈鐵黑色，
選購時要分清楚。

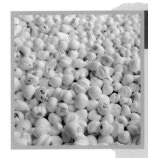

川貝小粒為佳

每逢天氣變化，家中各人易咳嗽，多用川貝、陳皮、南北杏燉雪梨或蘋果。

到參茸店買川貝，二百多元一兩，吃幾次見效。然而，川貝是貴重藥材，吃幾次也等於交了醫藥費。於是，索性買一斤置放冰箱隨時用，反而便宜一些。

川貝的中藥名川貝母，產於四川、青海等高山名貴藥材，清熱潤肺，多用於慢性氣管炎所引起的咳嗽。

川貝中以小顆粒的「珍珠川貝」療效最高，化痰止咳藥性好，為上佳品，參茸店賣二百多元一兩，約二千多元至三千元一斤。

第二種普通川貝，較大顆些，相對珍珠川貝約大三分一，約千八元至二千多元，藥效次之。

市面上還有一種平價川貝，由十多元至三十元一兩，其功效如何，未有詳細資料。

選購要點

① 越小粒越好，質地堅實，有川貝特具之香味。

② 川貝粒中間有兩條線，全顆形狀如眼珠，這點很重要。

③ 顏色不要太白，太白的川貝經人工處理，藥效流失

大少建議

川貝是否正宗，要看小顆粒中間，可有兩條相對的弧線，弧線構成如眼珠般的小白粒，揀川貝尤其是名貴的珍珠川貝，這點很重要。來歷不詳的川貝，這特徵不太明顯。

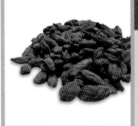

杞子一嚼便知龍與鳳

杞子補血健脾，明目養顏，補腎益精。家庭湯水之外，又可作漢方藥草茶飲用。

選購杞子最多顧慮是，怎樣才能買到沒有硫磺的杞子？究竟買大顆鮮紅？還是大顆暗紅？

　　老行尊說，但凡傳統中藥製法都有焗硫磺，只不過用很短的時間作微量硫磺處理，對人體沒多大影響，嗅也嗅不出來。用藥前用清水沖洗及浸透，除掉微量磺硫，也是可以接受的。但有些藥材為使保存年期更長，便作較長時間的硫磺處理，當然對健康有影響。那麼，能否買到沒有硫磺的杞子？你是心中有數了。

　　最好的杞子，是中國寧夏杞子，據說沒有硫磺，價錢也是最貴，由百多元至二百元一斤。

　　杞子是枸杞的果實，杞子有卵形或橢圓形，橙色或紅色，味甘甜。主產地寧夏、甘肅、青海及河北，質量以寧夏最好，產量以河北最多。

　　西北各省杞子多呈橢圓形，而河北的血杞，顆粒較細，肉薄多核，鮮紅，味淡，質素有所不及。價錢由二、三十元一斤至二百元一斤也有；內地更便宜，十元一斤也有。

　　貪便宜未必好，貪大也未必對，貪靚也不宜。原來正宗寧夏杞子不會太大顆，大小適中，顏色微暗紅，具不規則縐紋，略帶自然光澤，肉厚質潤，入口嚼一下是否清甜，若帶苦味則有問題。

大少建議

　　正宗寧夏杞子不會太大顆，多呈橢圓形，大小適中，顏色微暗紅，具不規則縐紋，略帶自然光澤，肉厚質潤，入口清甜，若帶苦味則有問題。微鮮紅的是河北血杞，顆粒較細，肉薄多核，味淡，質素不及西北各省的杞子。太鮮紅的可能是打了硫磺，不適合飲食之用。

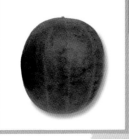

羅漢果甜得有理

小夫妻是「無飯主婦」，兩餐都是在食肆解決，我建議她在家煲羅漢果水作日常飲料，有清熱潤喉、生津止咳、滑腸排毒、嫩膚益顏、潤肺化痰等功效。她說，街上的涼茶舖不是可以飲得到嗎，幹嗎要自找麻煩？煲水也嫌麻煩，那也無話可說了。要飲補健飲品，為甚麼不飲最優質的呢，優質是要靠自己追求的。

以前不怎麼留意羅漢果的好處，近十年羅漢果大行其道，街市不乏羅漢果供應，十元七、八個的最多，光光亮亮的，有天讓我買到十三元一個的特大羅漢果，價錢是一般的五倍，捧上手毛絨絨的，嗅一下有果香，很有滿足感，再深入了解羅漢果的醫藥價值；從此以後，羅漢果成為我家不可或缺的日常湯料、飲料。

選購要點

羅漢果價錢可以這麼參差，這是產地的分別，貴價的羅漢果多是廣西道地品種，一定個頭碩大的。

選購優質羅漢果注意五點：

① 外觀：越碩大越好，有破損的羅漢果，品質欠佳。

② 測聲：像搖骰子那樣聽聲，以不響為佳，要有少少震手感覺，要是響咯咯的話，表示果實已流失了糖份。

③ 聞香：嗅一下是否有香氣。

④ 手感：不能輕飄飄，要有點份量。

⑤ 產地：產地以廣西為佳品。

質素在於烘焙

羅漢果有綠色絨毛，摘下曬幾天便會變黃，待乾透烘焙，才會有天然香味。用柴碳烘焙幾天，果實水份收乾後，便有輕微離殼現象，曬個多月後，絨毛便有少許脫落，顏色由綠色變成淺褐或深褐。

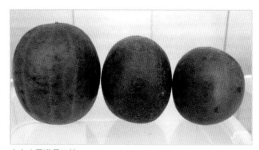
大中小羅漢果比較

製羅漢果技術在於烘焙過程，因為糖份高，碳碎太猛時，會令糖份變焦，尤其是小個頭的羅漢果會裂開，需小心處理。

廣西是「中國羅漢果之鄉」，這裏的水土適合種植羅漢果。現很多地方都有科學培植羅漢果，但不同水土，品種便不一樣。

糖尿患者可用

羅漢果有一千多年歷史，現代醫藥學研究發現，羅漢果含有豐富的糖甙，這種糖甙的甜度是蔗糖甜度的三百倍，具有降血糖作用，糖尿病患者也可用；羅漢果含豐富的維生素C，對呼吸系統、新陳代謝、皮膚敏感、腸胃調理、去血脂等，均有益助作用。

大少建議

越碩大越好，像搖骰子那樣聽聲，以不響為佳，還要有少少震手感覺；嗅一下是否有香氣；放上手不能輕飄飄，要有點份量；產地以廣西為佳品。有破損的羅漢果，品質欠佳，不宜選購。

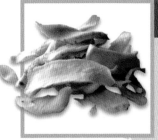

淮山「生切」和「乾切」

有說，雪白的淮山片，多是熏了硫磺；淺白顏色而扭曲的淮山片，是沒硫磺的。「南北行大少」解釋得更為清晰，市面上有兩種淮山，一種是「生切」，一種是「乾切」。淮山的傳統製法為方便儲存，是輕微熏硫磺的，但近年則熏得過量。

「乾切」雪白有粉

最道地的淮山，應是河南淮山，其他河北、湖南、湖北、廣東等很多地方也有種植。中醫認為，淮山具有補脾益腎、養肺、止瀉、斂汗之功效。味甘而性平，滋補作用甚佳，尤對兒童腸胃有調益作用。

「乾切」淮山是傳統製法，為便於保存，乾淮山條需要熏較重硫磺。供應商或店舖保存乾淮山條，視乎市場需要，才把淮山條切片，這種「乾切」淮山切開後，平滑雪白，呈規則橢圓片狀，容易折斷，橫切面輕摸有白色粉末。如放在密封玻璃瓶內，兩、三年後硫磺揮發，瓶頂見輕微黃色粒體，內裏本來雪白的淮山片，也會轉為微黃。

「生切」片灰白扭曲

「生切」淮山是近十多年才有的，在淮山新鮮時去皮切片，略曬後脫水處理，基本上沒經硫磺處理，即使有也極為輕微。「生切」淮山片形狀，片條略扭曲，顏色是淺白色或灰白色，輕摸有「囉手」感覺。

打過硫磺的淮山，煲起兩、三小時後變酸，故此甜品店特別小心選擇淮山，就是怕甜品出事。

以前市面曾出現過一種假淮山，是用木薯加工漂製，木薯有毒性，吃下會輕微腹瀉。做這些冒假品利錢不多，且近年淮山廣泛種植，價錢都是幾十元至百元一斤。冒假者權衡得失，近年市面已少見假淮山出現了。

選購要點

① 淮山片不要選雪白，也不要灰黑，需選淺白色及微灰白色。

② 乾燥度要足夠，摸上手不要有濕度。

③ 要選微扭曲的「生切」淮山片。

④「生切」、「乾切」兩種淮山，價錢相若，約五十至二百元一斤。

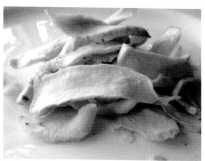
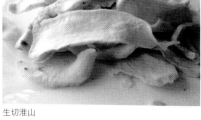

生切淮山

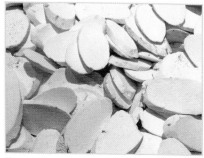

乾切淮山角

大少建議

　　淮山片最好選「生切淮山」，基本上沒經硫磺處理。「生切」淮山片，片條略扭曲，顏色是淺白色或灰白色，輕摸有「噠手」感覺。「乾切」淮山片打過硫磺，平滑雪白，呈規則橢圓形片狀，容易折斷，橫切面輕摸會略帶白色粉末。

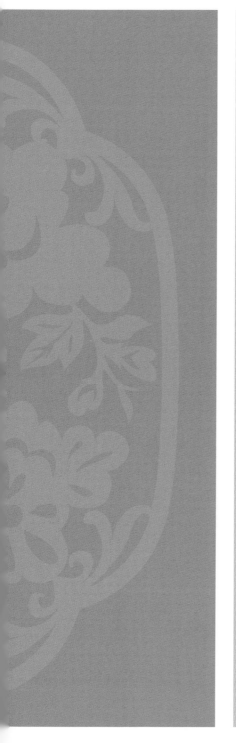

【第二章】

海味

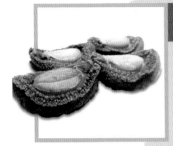

富豪珍藏稀有乾鮑

鮑魚產品有多種，富豪珍藏愛「乾鮑」，平民百姓買「罐鮑」，家中冰箱有「鮮鮑」，海鮮酒樓吃「活鮑」。無論貧與富，都有他們的鮑魚故事。我買乾鮑的第一次，就給狠狠的騙了，以後對乾鮑敬而遠之……。

十多年前到澳門旅遊，的士司機游說我們去買乾鮑，那時候是我們不具備對乾鮑的知識，但見海味店堂而皇之，乾鮑夠件頭，價錢很「便宜」，於是各人要了一斤。店員說：「切開煲湯容易入味，給你們切開好嗎？」來不及細想，其中有人模稜兩可點了點頭，店員急不及待拿去切片，不消兩分鐘全部切碎封袋。

此刻店員開出單據，竟然是天文數字，這時才驚覺價錢是以「兩」計算（當然「兩」字小得可憐）。但鮑魚已切片，騎虎難下，唯有就範。當年這種欺騙手法才剛剛冒頭，宣傳教育又少，相信受騙的人很多。

同行一位經濟較豐裕的長輩，見大家心情低落，為了提升歡愉氣氛，回港即時請大家到鮑魚名店吃個頭鮑魚，以作安慰。

豪門鮑宴顯氣派

「南北行大少」的鮑魚故事，是富人的故事。

上世紀五十年代末，三十頭日本吉品乾鮑才五、六十元一斤（今天一般七千元一斤），「大少」拿着母親給他的二百元，到相熟的批發商「執」幾斤回去煲湯，那是家常便飯。收藏真正大個頭鮑魚，就輪不到小孩子去操辦了。

富貴人家請客，鮑魚一定是主角。「大少」隨父親出席一位世叔伯的豪門家宴，主家請來「福臨門」主廚到會做鮑魚。當年做筵席到會最有名氣的是「福臨門」和「大喜慶」。

「大少」口中那位世叔伯，與廣生行有生意往來，他那次家宴筵開三席。請客當天中午，「福臨門」主廚帶同八、九名幫廚到來，廚師陣容鼎盛，他們就在後樓梯擺開碳爐、火水爐陣，開始搞鮑魚筵席。奇怪的是，他們弄這麼大的筵席，竟無需佔用主人家的廚房哩。

兩頭鮑場面壯觀

上餐時用的都是酒樓帶來的鍍銀餐具，廚師穿上侍應的白衫黑褲，與酒樓筵席無異。那次吃的是日本頂級兩頭大網鮑，一隻半斤重，碟子那麼大。

鮑魚在餐桌上一放，一片也有手掌平放那麼大，先聲奪人，場面壯觀，大家嘩嘩有聲。在豪華氣派中，上菜的碟子都是暖呼呼的，名貴菜式配合碟子的溫度，很是考究。以前炮製的花款並不複雜，只配花菇、菜度，主角就是鮑魚，食到真味。

主人家給那些幫廚每人五十至一百元的打賞，給主廚就更多了。五、六十年代的製衣廠雜工，月入才八十元，幫廚做一次「到會」，就是人家的一個月薪金了。

稀有鮑魚成絕響

富貴人家很早就收藏稀有鮑魚，兩頭或三頭的日本網鮑，都在名商巨賈、食肆大亨的倉庫中收藏，市面上早已絕跡；兩頭或三頭的日本頂級網鮑，成長期超過二十年以上，屬稀有鮑魚，物以罕為貴，越大越有身價。

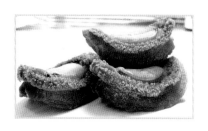

正因為價值不菲，也估不到價，今天的富豪也不會隨便請食兩頭鮑，都要視乎客人的身份，一定是至愛親朋，名卿巨公或高官貴人，才得享口福。

富豪都有相熟的海味店和名廚師傅，打點他們的名貴食材，行內一有靚貨到，第一時間就會通知這些VIP貴賓，他們一擲數十萬買四、五頭乾鮑，一般都不會自己揀選，而是請名廚老師傳代為挑選的，師傅選好後，海味店專車送到富豪家中。

乾鮑品種比較

產地	品牌	頭數(一斤隻數)
日本	網鮑	四頭半至二十五頭
	禾麻	十二至六十頭
	吉品	十二至六十頭
中東	中東鮑	二十至六十頭
南非	南非鮑	五至六十頭
澳洲	明鮑	五至四十頭
中國	大連鮑	三十至八十頭
北韓	北韓鮑	三十至八十頭
菲律賓	蘇洛鮑	三十至八十頭

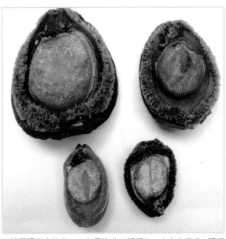

比較個頭大小鮑魚。上左是南非五頭網鮑，上右為南非8頭網鮑，下左南非30頭吉品，下右為日本38頭吉品。

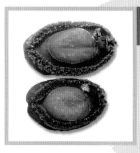

優質乾鮑升價百倍

經濟效益主導下，世界各地的鮑魚，等不及完全成長就被捕捉了，誰會等牠十年、二十年鮑魚成長時？所以，近二十年來出現了養殖鮑魚，中國、南韓、泰國、台灣、日本、澳洲、南非都有養鮑。

鮑魚生態環境越來越少，乾鮑的個子也只會越出越小。今天，四頭網鮑已是天之驕子，有錢也難買到。市面上能買到頂級最大的網鮑，只有四頭半或五頭鮑，再過些時候，只能買六頭或七頭了。

世界一哥三大名牌

乾鮑以頭數(一斤多少隻頭)計算，一斤乾鮑頭數越少，個頭越大，價錢越貴。一斤乾鮑是由三斤多活鮑曬乾而成的，可想而知，未曬之前的活鮑有多大了。

乾鮑的製作質素，分級排名如下：日本、中東、南非、澳洲、中國、北韓、菲律賓。製作乾鮑，日本是世界一哥，網鮑(溏心大隻)、禾麻(軟滑清香)、吉品(溏心濃郁)，三大名牌和四大家族，在焙製技術方面，長時期都保持高水平。其中以「皇冠吉品」質素仍優，網鮑與禾麻的質素，近年有所調整。

這是因為有些日本大型海產公司，也會用養殖鮑魚做乾鮑，味道當然與野生鮑魚製品有距離。同時，好些日本乾鮑雜廠，製造的禾麻、吉品及網鮑，質素頗為參差，價格方面與名家製造者有很大上落。

頂級貨源買少見少

隨着中國改革開放，龐大的市場需求，鮑參翅肚價錢因而颷升，優質乾鮑在半個世紀以來，升幅逾百倍，頂級貨源買少見少，情況是「手快有，手慢冇」。

今天市面上還能買得到頂級最大的四頭半或五頭鮑，每隻三兩多重，也是非常珍貴，名廠Ａ級貨色約五萬至七萬元一斤，Ｂ級的也要三萬至六萬。據行內人說，富豪千金去年中曾買入一批特選ＡＡ級五頭日本網鮑，也要九萬元一斤。

半個世紀升逾百倍

日本二零一一年大地震引起幅射污染之後，部份海岸線受到破壞，地質專家說，日本要恢復海岸生態起碼要四、五十年，日本的鮑魚產量，一定受到影響。這對於世界乾鮑一哥的日本，無疑是重創。

有鑑於此，日本乾鮑來貨已越來越少，價錢抬高自是必然，鮑魚收藏家和食肆大亨，都在密鑼緊鼓尋找貨源，鮑魚身價搶得越來越高，以優質乾鮑升幅尤甚，上世紀五十年代，三十頭吉品鮑只是六十元一斤，現在最少六、七千元一斤了，半個世紀升幅達百多倍。

中東、南非乾鮑大眾化

日本極品「網鮑」、「禾麻」、「吉品」，對普羅大眾好像遙不可及，雖不能跟富豪「搶」日本乾鮑，其實可以考慮中東、南非乾鮑，頗合符經濟原則。

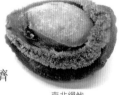

南非網鮑

中東的鮑魚量不多，只做乾鮑，也有數十年的歷史，質量是僅次於日本的。比方，三十頭上好的中東乾鮑約四千五元，比起日本三十頭禾麻鮑需一萬元多，低於一半價錢，升斗市民其實可趁低吸納。

南非的鮑魚很多，以製作罐鮑和鮮鮑馳名，在製作乾鮑方面也不弱，質量排名第三。近十年技術已提升不少，而且價錢相當合理，比方日本過萬元的乾鮑，南非乾鮑只需三千元左右而已，也是普羅大眾的選擇。

近年南非一些製鮑工廠，仿效日本吉品乾鮑的製法，選取一些較好質素推出市面，稱為「南非吉品」。

值得一提是，中國的大連乾鮑也做了十多廿年了，煲湯味道清甜；北韓近五、六年也有出品乾鮑，成品質素需時觀察，但因為價錢便宜，升斗市民也多用作煲湯之用。

何謂「溏心」

本來「溏心」是形容皮蛋蛋黃的形態，不太稠也不太稀的意思；香港著名燒鵝名店，有享譽一時的「溏心皮蛋酸薑」。

乾鮑在燈光下照曬，實心透明呈紅色。食家形容乾鮑特殊香味，入口濃郁芬芳，口感軟滑似皮蛋，無以名之，於是借用「溏心」二字，稱之「溏心鮑魚」。

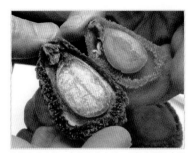

左邊日本吉品，右為南非吉品。日鮑中間的肉筋較長，四周無坑，形態自然。南非鮑有肉筋，短而周邊有坑，裙邊向下拉，形態不自然。

要使乾鮑的溏心發揮最好效果，除了乾鮑的曬焙做得好，還要高超的廚藝配合。

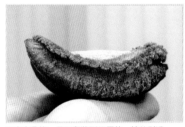

日本吉品鮑，呈元寶狀形態優美，精瑩剔透。

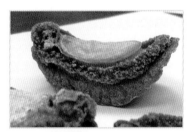

日本吉品鮑的裙邊粒，疏密有致。

大少建議

　　中東乾鮑質量僅次於日本，同是三十頭上好的乾鮑，中東乾鮑約三千多元至四千元，低於日本禾麻鮑一半價錢，南非乾鮑只需三千元左右，畢竟中東、南非鮑魚是有質素的，也是物有所值。升斗市民其實可趁低價選購。

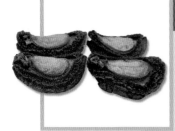

買乾鮑「驗明正身」

老師傅代富豪揀頂級乾鮑，他們有拿捏的秘訣，很少失手，萬一有閃失，不單失去大客，還會影響自己在行內的名聲；所以，揀鮑秘笈不外傳。老師傅揀靚乾鮑，一般人不容易學得到。「南北行大少」閱鮑無數，他的心得是：「外形」美觀、「內裏」溏心、「氣味」香濃。

「禾麻」、「吉品」像元寶

普羅大眾買乾鮑也要好幾千元，消費者自然不能掉以輕心，在有商譽的海味店選購，雖然買到次貨的機會較少，但也要自己識揀。

有說，優質鮑魚是呈元寶狀的。原來不是所有乾鮑都是呈元寶狀的，只有日本的「吉品」和「禾麻」，在製作過程中才做出元寶形狀。其他優良品種，未必有元寶形態。

活鮑除殼後，經清洗、鹽醃、水煮、烘乾、晾曬，通常三斤多的活鮑乾後，只餘下一斤重量。日本「吉品」和「禾麻」在製作時，用麻線由尾部穿至嘴部，吊起在棚架下掛曬，然後又會在炕上烘乾，火與陽光交替使之乾透，需時多月。如此程序如果做得頻密和完善，溏心就會非常顯著。

掛曬後的「吉品」和「禾麻」呈元寶狀，不會裂開。「網鮑」因為大隻，為求體態完美，又不能有所崩損，晾曬時需與陽光全面接觸，穿孔掛曬並不適合。

「南非吉品」物有所值

南非按日本吉品製法的「南非吉品」，外型也有八、九分相似，靚的三十頭「南非吉品」，三千多元一斤，畢竟南非鮑魚是有質素的，也是物有所值；若然店舖將「南非吉品」冒充日本吉品出售，就是一倍價錢了，消費者自要小心分辨。

日本吉品與南非吉品，因生態環境不同，鮑魚形態也有差異。日本吉品乾鮑稍長身，顏色也較自然；南非吉品元寶形狀的弧度有所不及，鮑魚的珠邊也有明顯不同，形態也較人工化。

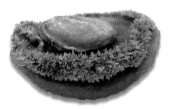

南非網鮑夠大隻又粗邊

眼觀手摸嗅乾鮑

「南北行大少」說的，外形美觀，何謂美觀？內裏溏心，怎樣看得到？氣味香濃，怎樣才算香濃？

① 看鮑魚的裙邊形態是否自然，優質日本乾鮑裙邊粒摸上手有質感，裙邊粒疏密有致。

② 選擇乾鮑外形要厚薄適中。

③ 乾鮑是呈褐黃色的。

④ 在燈光下看乾鮑，內裏應是實心透明，呈紅色表示溏心較好。

⑤ 按一下鮑魚，若是腍身的話，其中心可能有腐爛跡象；再在燈光下看，內裏若有空位，肯定是腐爛了。

⑥ 聞一下是否有香濃鮑魚味，製作不良的有腥味。

⑦ 若買日本「吉品」和「禾麻」，注意頭尾可有穿孔。更需注意是否「南非吉品」充當「日本吉品」。

⑧ 乾鮑值錢就在於原隻，無論如何不應切碎出售的。

⑨ 付錢之後仍要小心被換貨(指一般陌生而又細小的商舖而言)。

大少建議

優質日本乾鮑呈褐黃色，其裙邊粒摸上手有質感，注意日本「吉品」和「禾麻」的頭和尾部都有穿孔。在燈光下照看，乾鮑內裏應是實心透明，呈紅色表示溏心較好，若有空位，肯定是腐爛了。聞一下是否有香濃鮑魚味，不要有腥味，按一下鮑魚，不能太腍身。

乾鮑烹調要訣

　　鮑魚遇鹹會變硬，遇油才變軟。所以在炆鮑魚的時候，切忌下火腿。鮑魚吸收了老雞的動物油後會變軟身，所以也不需下油。火腿茸最後在肉汁調味時才用。

① 浸發乾鮑需足夠時間，浸水三至五天，洗擦乾淨。

② 煲大滾水下已浸發乾鮑，焗水過夜，發得夠身，剪去胃部。

③ 鍋底放下竹墊，先放骨排、老雞，最後鋪上鮑魚，加水過面，中火滾起轉慢火，炆它24至30小時，視乎情況補充水份。

④ 炆好的鮑魚盛起，老雞及骨排隔肉汁備用。

⑤ 肉汁調味，加適量水份，放入金華火腿茸和冰糖煮滾，加入豆粉打玻璃獻，淋上個頭鮑魚上碟。

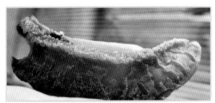

邊皮脫落，表示質素不好。

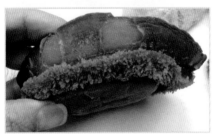

鮑魚邊皮破裂，雖然夠大，限於質素，價錢不會賣得太高。

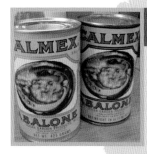

罐鮑變身大比拼

說起罐頭鮑，墨西哥「車輪鮑」大名鼎鼎，這近百年歷史的罐頭鮑，被稱之「鮑界的勞斯萊斯」，譽之矜貴。

半個世紀以來，「車輪鮑」饌入平常百姓家，逢年過節，普羅大眾總有一兩罐「車輪鮑」應節。然而近年罐鮑價錢大幅提價，這「鮑界的勞斯萊斯」，離我們越來越遠。家中有兩罐年前買入的「車輪鮑」，才四百多元一罐，但今天已升近千元一罐。

鮑界的「勞斯萊斯」

墨西哥「車輪鮑」是世界通行的名牌貨，因鮑魚入罐前已煮稔，一開罐可吃，因盛名之累，多有模仿，故年前為防偽，全部採用印罐方式，已沒有貼上招紙。

「車輪鮑」傳統只出五種尺寸，分別是一罐1隻、一罐2隻、一罐3隻、一罐1隻加1片，還有一罐不足一隻(五分四隻)裝的。

「車輪鮑」標榜野生鮑魚入罐，味道清甜、軟滑，香濃，口感成為一絕，很受台灣及東南亞人士喜歡。

上世紀七十年代，東南亞、台灣遊客來香港，都會購買墨西哥「車輪鮑」作為手信，因為香港的價錢較便宜，存貨也較多。

內地客愛傳統名牌

近十年人民幣匯價越來越高，現在輪到內地人來港買「車輪鮑」。內地人還是鍾愛傳統名牌，也考慮口味。

有三十多年歷史的南非「鑽石鮑」，味道濃郁，非常適合內地人口味，而且價錢又較「車輪鮑」便宜，所以「鑽石鮑」亦已成為行銷品牌之一，價錢與質素，較為普羅大眾接受。

製作南非「鑽石鮑」的鮑魚，除了南非沿海，產自好望角口岸的最多，因為南非海水質素控制很嚴，捕捉量也有一定限量，故此鮑魚質素有一定保證，味道濃郁、甘香，較受內地人士喜歡。罐裝傳統隻頭的有，一罐1隻、2隻和3隻。

罐鮑ＢＢ也瘋狂

還有一種「鑽石BB鮑」，因為個頭小，一罐4至25隻。一罐11隻的約三百元，符合經濟原則，味道不會稍遜傳統個頭鮑，故頗受食家歡迎，尤其是酒樓做菜更為利便。

南半球每年鮑魚採捕期是冬季的10月至11月，鮑魚有大有小，以前捉了較小的ＢＢ鮑魚拿去做急凍鮮鮑，小鮮鮑不值錢，現在罐鮑這麼貴，為了符合經濟價值，ＢＢ也瘋狂，從七十年代開始，罐頭出現了ＢＢ罐鮑。

日本罐鮑　食客知味

罐頭鮑中日本「皇冠」罐鮑，標榜用野生鮑魚入罐，新鮮處理，質素甚高，所以價錢很貴。

「皇冠」出產豉油鮑，質素非常好，但豉味略甜，較適合日人口味。「皇冠」是以新鮮鮑處理後入罐的，特點就是新鮮，因價錢太貴，食肆一般不用，只是知味食客選購，所以不算流行。

日本產品還有「白鵝」和「ICC」，「ICC」也有ＢＢ鮑。

澳洲罐鮑　製作嚴謹

澳洲罐鮑出名製作嚴謹，較得香港人鍾愛。食肆多選用南非和澳洲的罐頭鮑。澳洲公司製作過程很重視衛生，味道成份不是太濃，吃起來香滑，頗受香港食客歡迎。品牌有香港人喜歡的「海皇子」、「南海」和「維多利亞」等等，但近年有個別澳洲罐鮑也加入防腐添加劑。

與澳洲為鄰的紐西蘭罐鮑，味道較淡，煮後裙邊較腍。不過價錢十分相宜，較適合普羅大眾。

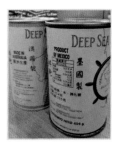

車輪鮑也有墨西哥製和澳洲製兩種，價錢相差近倍，選購要小心。

港人多信廣告宣傳

香港各大海味公司，都委託澳紐的罐鮑加工廠，製作自家品牌的罐頭鮑魚，好些產品還有別傳統湯鮑製作，出品不同口味的製法，有紅燒鮑、冬菇鮑、鮑魚盆菜等等，花款多多，迎合只追求新口味的消費者，而且價錢便宜。

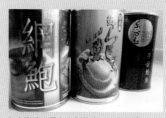
各大海味公司多有製作自己的品牌罐鮑

今天的罐頭鮑，可謂百花齊放，可惜香港人多相信廣告宣傳，又要考慮價錢因素，難免盲從。

罐鮑為何要焓

有說，罐鮑放入水中，焓一小時三十分鐘至二小時熄火，完全攤凍（最好過夜）才開罐，鮑魚更腍滑。對於這種「焓罐頭」做法，有人嫌浪費爐火。

其實，不是每一罐鮑魚都要「焓」的，可看罐面的保質期而定。

一般罐鮑是預算保質三年的，若看到罐鮑有效期還有三年的話，即是說，該罐鮑魚是新出廠，因為鮑魚新鮮才會微硬，經「焓罐」後，內裏鮑肉會腍滑些；相反，罐頭保質期快到，即表示存放日子已不短，鮑肉已經腍身，可以不需「焓罐」這一程序了。

大少建議

墨西哥罐鮑仍是首選，普羅大眾可以考慮南非罐鮑的，因為南非海水質素控制很嚴，鮑魚質素有一定保證，普羅大眾可選擇「鑽石BB鮑」，鮑魚個頭小，一罐11-12隻，約三百元左右，家庭做節，每人一隻，符合經濟原則。澳洲罐鮑出名製作嚴謹衛生，頗受香港食客歡迎。

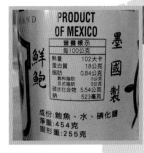

看懂罐頭鮑標籤

琳瑯滿目的海味廣告，宣傳罐頭鮑的篇幅佔相當多。廣告中有些名為「智利鮑」，七十五元一罐，真有這麼便宜的鮑魚？據行內人說，智利是沒有罐頭鮑出產的，但英文卻清晰寫上 Chilean Abalone。於是按廣告電話打去查詢該款「智利鮑」是甚麼鮑魚？對方一聽問題這麼到位，馬上回答是「鮑螺」，或「鮑貝」(limpet)，並說這是「所有行家一向的叫法」，由此可見，廣告確有不盡不實之處。

一罐四隻最抵食

罐頭鮑一般只有五種尺寸：一罐1隻、一罐2隻、一罐3隻、一罐1隻加1片和一罐不足1隻(因鮑魚太大，罐頭裝不下，需要切去1片才能入罐)。一罐1至3隻是傳統規格。

一罐多於4隻的，就被列入BB級，一罐4隻的大BB，與一罐3隻的件頭相若，但價錢相差最少四、五成，一罐4隻的當然最抵食了。

然而市面上一罐4隻的貨源甚少，都給酒樓食肆取去，充作較大之隻鮑做菜。如你在市面買到一罐4隻的，你是執到寶了。

一罐4隻是「大BB」，但「小BB」也可以去到很小，一罐有50隻也有，當然價錢也按4-5隻／6-8隻／9-11隻分列等級，各有不同定價。

選購要點

怎樣判別罐鮑質素？有幾招是必須知道。

① 看罐頭標示鮑魚的淨重，當然是越重越好，看重量再作價錢比較。

② 看鮑魚隻數越少越好，表示鮑魚個頭大。

③ 注意產地來源。

④ 看罐頭成份標籤，少用有增味劑和抗氧化劑成份。

⑤ 傳統清湯鮑，只有水和鹽，成份較簡單，清甜可喜；其他口味的因花樣多，提升調味添加劑也多。

罐頭列明成份標籤

罐頭的成份標籤是在罐面列明的。

① 列明鮑魚淨重（傳統213克）和連水的毛重（傳統425克），只有車輪鮑的鮑魚淨重（固形重）是255克，及連水淨重454克。由於近年不同的產品越出越多，很多公司用自己的牌子出品鮑魚，好些已調低了鮑魚淨重，有的只有170克或160克，甚至輕至130克也有。

② 列明可有增味劑。

③ 列明可有抗氧化劑。

④ 列明成份有水和鹽。

質量與數量的代號

因為罐鮑1-3隻屬於優質鮑魚，罐面會列明質量的級數。「F」代表鮑魚質素一級（First Grade），「S」則是二級（Second Grade）。

如罐面印有「F1」，意思是內有1隻一級的鮑魚；如「S1」意思是內有1隻二級的鮑魚。如車輪鮑「F11」，是指內裏有1隻加1片的一級鮑魚。

但 B B 鮑列有「11PCS」，並非指「1隻及1片」，指的是內裏有11隻B B鮑魚而已。

Product of Taiwan
Net Weight : 420g
Drained Weight : 165g
Ingredients: Abalone,
Superior Sauce (Water, soy
sauce, chicken extract, salt)
Antioxidant (220)

成份：鮑魚、頂湯
（水、豉油、雞汁、鹽）
抗氧化劑(220)

BEST BEFORE : (DD/MM/YY)
此日期前最佳：(日/月/年)
SEE PRINTED ON LID
請參考罐面

有些標籤列明有豉油、雞汁。

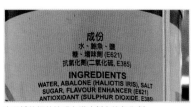

有些罐鮑標籤註明有增味劑和抗氧化劑

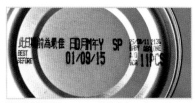

鑽石牌罐頂印有11PCS，即內裏有11隻BB鮑。

產地來源也有代號

罐頭也有產地代號,如「SA」(South Africa)指南非鮑魚,「AUS」(Australia)代表澳洲鮑魚,「NZ」(New Zealand)代表紐西蘭鮑魚。「ABN」(abalone)是鮑魚的縮寫,並非指產地。

有些生產商利用價錢較低的紐西蘭鮑作為澳洲鮑出售,一罐中同時印上有「AUS」和「NZ」,一罐兩代號,其實是指紐西蘭鮑魚在澳洲入罐的意思。放上面的代號指「入罐地」,放下面的代號指鮑魚「產地」。

罐頭鮑重量比較

傳統產地	品牌	鮑魚淨重(固形重)	毛重(連水)
墨西哥	車輪鮑	255克	454克
	鮑中寶	218克	425克
日本鮑	皇冠	213克	425克
	白鵝	213克	425克
	ICC	213克	425克
南非	鑽石鮑	213克	425克
	鑽石珍寶裝	426克	850克
	鑽石BB鮑	213克	425克
澳洲	海皇子	213克	425克
	南海	213克	425克
	維多利亞	213克	425克
紐西蘭	信字鮑	160克	425克

大少建議

罐頭鮑最重要看鮑魚的淨重,除了車輪鮑淨重是255克,其他牌子鮑魚淨重多數是213克,當然是越重越好;另要看鮑魚隻數,越少隻數的表示件頭越大;注意產地來源,是否自己的心水;還要看罐頭成份標籤,少用有增味劑和抗氧化劑成份的罐鮑,最好揀傳統製作的清湯鮑,只有水和鹽,成份較簡單。

富豪愛吃鮑魚心

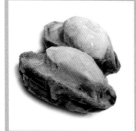

富豪是怎樣吃鮮鮑的呢？行內人說，「名媛望族」成員在澳洲的時候，總是把最大號的鮮鮑（1000克）都預訂了，在澳洲頂級中菜食府請名廚炮製，通常的吃法是，鮮鮑去掉裙邊、腹足（吸喉容器之處）、肉枕（連接鮑殼之處），只留下中間約200克的鮑心，切成薄片，火焗白灼或以油泡。竅門就在名廚的刀章，鮑心要片得很薄、很薄，白灼或油泡就能爽口、嫩滑。餘下部份則配鮮雞煮湯。鮮鮑價錢不菲，富豪如此精挑細吃，去掉七七八八，只吃四分之一，實是叼口。

其實一般家庭吃得最多的還是鮮鮑（即急凍鮑魚），買一兩隻澳洲青邊鮑或南非青邊鮑，存放於攝氏-15度冰格，可放半年，若經常開關冰格，也可存放兩至三個月。

乾鮑要浸發，配料又多，製作需時。鮮鮑則處理較方便，中大隻的可白灼和油泡，小隻的可煲湯，再把鮮鮑切片，以蠔油打獻或伴醬油進食。

墨國鮮鮑為一哥

鮮鮑的質素，以天然野生鮑魚為最好，鮑魚一年才長大約三分一吋，所以越大越矜貴。

第一級是墨西哥青邊鮑：墨國天然野生鮑魚居多、鮮鮑夠大，相當濃香。 一隻重達1.6磅-2.2磅，價錢約六百元以上一磅，因為貨源難得，這麼大的有些叫價去到近千元一磅。

第二級是澳洲青邊鮑，部份來自野生，也有養殖鮑，味道清香，約五百元至六百元一磅，視乎來貨大小而定。澳洲的海域大而海藏深廣，所以品種較多。除青邊鮑外，尚有澳洲黑邊鮑，價錢較便宜，味道頗好。

另一種南非青邊鮑也屬二級，部份來自野生，味道香甜，呈淺褐色，價錢與澳洲青邊鮑一樣。

大連鮮鮑需求大

第三級是中國大連鮑，因為個子較細小，多數以斤計算，約二百多元至三百多元一斤，有的以磅或隻計算。

大連鮑與南北韓的鮮鮑同是產自渤海灣，味道亦算清甜，奶白色，底部微赤褐，多用作煲湯之用。因為內地及華僑需求量很大，大連積極發展養鮑。

第四級是北韓鮑和南韓鮑，當地需求量不多，只為爭取外匯，韓國鮮鮑有些是連殼出售的，約一百八十多元至三百多元一斤，視乎鮑魚之隻頭多少而定價。由於此乃新品種，較少人認識，在香港市場的佔有率很少。

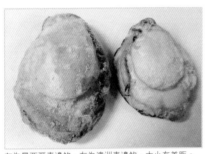

左為墨西哥青邊鮑，右為澳洲青邊鮑，大小有差距。

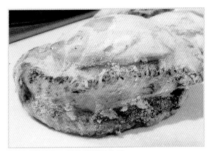

墨西哥青邊鮑，青苔要擦洗乾淨。

大少建議　買鮮鮑首選天然野生，越大越矜貴。盡量揀新鮮到港的，若存放的日子太久，鮮鮑被凍傷，肉質呈乾枯狀。首選墨西哥青邊鮑，該國天然野生鮑魚居多，次選澳洲青邊鮑和南非青邊鮑，該等地區的鮑魚，部份來自野生，價錢和質素兩者皆一樣。若要更經濟點，可選澳洲野生黑邊鮑，味道也頗好。

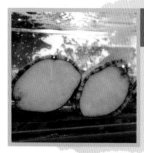

揀活鮑 別「瞓覺」

在家清蒸鮑魚，怎樣才能買到好貨？活鮑的特色，是以腹足收縮伸展吸附在容器上，也會一隻吸住另一隻堆疊起來，要人手將其掰開，這種活鮑是生猛的。

我們在街市買活鮑時，就一定要注意上述要點。如果鮑魚一隻隻攤開，呈奶白色，動也不動，有點僵硬，沒有生命跡象，就是「瞓覺鮑」。這種「瞓覺鮑」食味很受影響，尤其在熱天，會有異味，進食對健康有影響。

有生命的活鮑，在酒樓的魚缸或街市都有出售，連殼以斤計算，亦有攤檔以隻計算、有的以碟計算。無論以斤計、以隻計或以碟計，一定要驗明正身，每隻均生猛的，以免忙中有錯。

到酒樓食肆食活鮑，客人先到魚缸選貨後，檔主執了一、兩斤，放於桶內讓客人目測後，才拿去作清蒸鮑魚。

我們常有疑慮，酒樓會把你選的活鮑換掉嗎？一般情況下，貨如輪轉的大酒樓，哪有時間去換你的貨？但一些不誠實的酒樓，可能會把部份活鮑大換小，但很少給客人換「瞓覺鮑」，因為一吃便知龍與鳳。

碟頭多見「瞓覺鮑」

在街市常見有一碟碟的鮑魚出售，價錢是正價的六折或七折，當然很吸引家庭主婦。這類碟頭活鮑，第一不知道重量，第二不知是否「瞓覺」，行家說，通常一碟中有七成是「瞓覺」的，消費者又不能每隻鮑魚手感觸摸，只能目測，街市黃昏時份燈光不足，

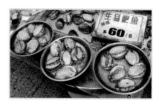

街市的碟頭活鮑，要小心看清楚是否「瞓覺鮑」。

也看不清楚。在夏天更要注意，氣溫高、水溫熱，有些攤檔在碟中加冰，「瞓覺鮑」早上已不能活動了，到晚間七、八時，鮑魚就會變質了。

為了健康和追求食味，需小心挑選生猛活鮑。

大澳鮑曾經聞名

鮑魚的生長環境，需要很乾淨的水域，又不能捕捉過度。

本來香港也是鮑魚之鄉，戰後至上世紀七十年代初，本港還未有填海，大澳活鮑也不少，其清甜是聞名遐爾的。大澳活鮑個頭不大，與大連鮑差不多大小。自七十年代之後，香港的大澳活鮑已捕捉殆盡了，加上鮑魚生態環境變遷，大澳鮑也消失了。

香港的活鮑供應，一大來源是台灣的九孔鮑，因有九個孔而得名（鮑魚側面的孔以作噴水之用），約吋半至2吋（長度）。九孔鮑軟滑，但味較清淡，價錢相宜，一斤約一百三十元左右，以前市場佔有率佔一半，現因為大連鮑崛起，台灣九孔鮑已較少見到，市場佔有率大減。

大連活鮑走進香港

不知甚麼時候，大連鮑走進了香港，市場佔有率達四成。

無論在離島食肆、酒樓或街市，你問檔主鮑魚來自甚麼地方？他們

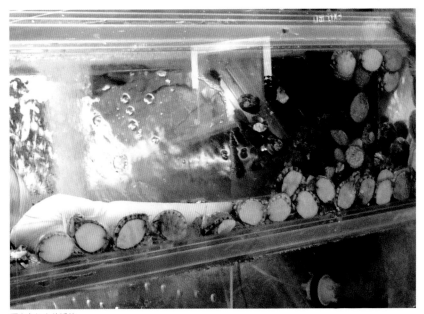

酒家魚缸上的活鮑

大部份都説是大連鮑。這是因為內地與香港佔了運輸優勢，而且近十多年，大連鮑養殖技術大有改進。

大連活鮑約吋半至2吋半，貨源充足，價錢相宜，中大隻約百六元至二百多元一斤，小一點的約百多元至一百八十元一斤。

澳洲活鮑分黑邊(平均4吋)，約三百二十元至四百元左右一斤；青邊(平均3至4吋)，約三百四十元至四百八十元左右；小青邊(平均2吋)，約二百八十元至三百五十元。澳洲活鮑來貨不多，市場佔一成多。

南非活鮑(3吋半左右)，三百六十元至四百八十元左右，市場佔一成多。

日本活鮑專做刺身

我們在日本料理店所吃的鮑魚刺身，都是特選日本鮑魚。不是任何鮑魚都可做刺身的，日本來貨很是講究，鮑魚新鮮度要可靠，處理衛生方面也很嚴謹。

日本活鮑主要是供日本高級料理和日本專門店作刺身之

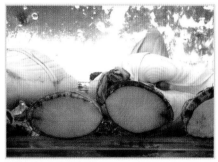

吸附在壁上的是新鮮活鮑

用，一隻1磅至2磅重，每隻也要一千元至二千元不等。處理這等刺身鮑魚方法很講究，聽聞有些先用木棍扑暈鮑魚，使其不致緊張，肉質鬆軟，令食味更好。

大少建議

揀活鮑一定要生猛，活鮑吸附在容器上的，或是一隻吸住另一隻堆疊起來，要人手將其辦開的，就是生猛活鮑。不要買一隻隻攤開，呈奶白色及不會蠕動，沒有生命跡象的「瞓覺鮑」。

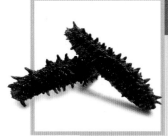

識食海參 還要識價

近年普羅大眾酒家興起吃海參,「海參花菇鵝掌」或「海參花膠鵝掌」以份計算上檯,食客感受虛榮,以為海參一定名貴,但不知海參的種類,在價格上有很大差異。

通常大眾化酒家為控制成本,用較低價的中東、南美、印尼小號刺參,代替貴價的日本刺參和中國遼參,這種中東、南美、印尼小號刺參,發好後有中指的長度,成本才幾百元至千多元一斤,海參加鵝掌的成本其實有限,但以貴價菜式出售,每份收客百多元。

香港酒家對小號海參及中下價海參需求量甚大,因為獲利多。但從食家角度來看,但凡海參以大條為佳,因為發頭好,下欄少。

富豪吃出十來廿萬

海參肯定是名貴食材,富豪請客的海參用最靚的遼參燉湯,也有「紅燒蝦子遼參」、「鵝膶腸釀海參」、「蝦膠釀海參」、「官燕釀海參」、「海參配白鴿蛋」、「花膠露筍白花菇配海參」等等。食客均為識飲識食之輩,高級酒家就會用上貴價日本刺參。

富豪請一席「蝦子遼參」,計算一下價錢,成本是一萬三千元一斤日本刺參,一席用十二、三條的話,一個菜成本價已是五千元了,酒樓加上一倍利潤,一個主菜已花去一萬元,還未計其他名貴菜式,閒閒地一席吃出十來廿萬。所以近年國家的名門巨富,來港光顧者大有人在。

大部份給中國人吃了

有位朋友本來在斐濟群島經營收購海參生意,並在當地開設加工廠,由於中國大陸需貨量日增,訂單不絕,貨櫃一到內地,各地都來要貨,

由於貨源有限，買少見少，又不夠貨，唯有另覓新貨源，暫時轉做收購星斑生意。這就是「生意好到沒得做」。

全世界的海參乾貨市場，八成就在中國，其他兩成才是日本和東南亞。說來奇怪，日本處理高質海參，歷史有百多二百年，但本土市場卻不足一成。可能這是因為日人喜吃海產刺身甚於乾貨的緣故；歐美人士對這種無味的食材，興趣又不大，基本上可以說，海參大部份都給中國人吃了。

中國人吃海參，以北方人最懂吃，中國遼參產自東北，他們吃海參的歷史很長，炮製款式多，藥用價值很明顯，認為海參有清熱作用。

北方筵席多用海參

中國遼參價錢也不便宜，所以北方筵席多有海參菜式，但他們愛用白石參(豬婆參)居多，豬婆參體形碩大，一斤發起變五斤，上菜時很有體面。

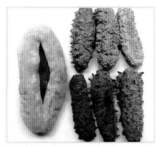

左澳洲白石參，上為中東刺參，下為南美刺參。

南方人的飲食文化，以鮑魚、花膠、魚翅為上選，南方出產海參不多，只有海南島和湛江有些零散雜參；在名貴食材當中，以海參的製作最為繁複，海參遇油會穿；在食味方面，海參淡而無味，不像鮑魚鮮甜。

但近年海參的營養價值廣為人知，南方人對海參也熱起來了。

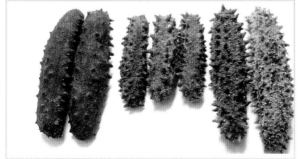

日本刺參，左起關西參，中為關中小號參，右是關東參。

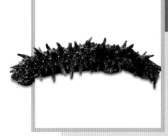

刺參首選日本關東

海參是以日本刺參為首選。二零一一年日本海嘯泄漏幅射，當時日本震前海產乾貨，在香港十分搶手，朋友以較高價錢入了一批關西刺參。但今天價錢回落了，是受日圓匯率下調和來貨有增所致。所有海產乾貨，均因應市場供應及匯率有所上落，故消費者應擇善而購。

「遼參」同屬「刺參」

「日本刺參」形狀多刺、刺長而密，享負盛名；而「中國遼參」(同屬刺參)也響噹噹，其實兩種海參產自相連海域，品種沒多大的分別，只是日本製作較為嚴謹，在處理乾燥度方面，都比中、韓為佳，價錢也最貴。

刺參除了產自渤海灣、日本海之外，印尼、南美、中東等海域也有刺參的蹤跡。

中國人稱刺參為「遼參」，因產地在遼寧渤海灣，中國傳統上也有稱日本刺參為「日本遼參」。

中、日、韓之刺參體形多較圓長，刺針分布較均勻，發好及烹製後，外形較南美、中東刺參為佳。中、日、韓的刺參，口感香甜、爽脆，特點是發頭夠大，日本刺參普通可發七至八倍之多；南美、中東刺參的口感則較削。

「日幸刺參」頂級最貴

我們常聽到，甚麼日本關東、關中、關西海參，究竟哪種最好？

日本刺參以關東參為首選，也是價錢最貴。關東刺參出自青森、仙台、北海道較冷的地方，其中以北海道的日幸刺參最有名，刺密而長、堅挺、參形狀似豬仔。一般關東刺參約六千五百元至一萬多元一斤，而日幸刺參則需九千多元至萬多元一斤。

第二級是關中刺參，產自東京、京都一帶海域，參形較關東參圓些，刺則較疏，長刺較少，價錢約四千五百元至六千元一斤。

第三級關西刺參出自大阪、橫濱一帶海域，比關中參的刺更疏一些，價錢約三千五百元至四千五百元一斤。

「沖子參」新品種

日本新品種沖子參，又名東京灣刺參，也是優質海參，口感非常好。海參長身，有很纖幼的毛刺，不似刺參，但發頭相當好，可發七至八倍。這品種開發了十多年，產量不多，不是太多人認識，店舖少有供應。七、八年前約九百多元一斤，現已升至二千多元一斤（20-30條）。

遼參急凍來港

中國遼參與日本刺參的口感比較，基本上沒多大分別，只是中國遼參製作沒有日本刺參那樣精細，口感略遜兩至三成。

製作乾貨海參投資很大，需時很長，但內地需貨量大，為爭取時間，多以急凍發售，香港很難買到乾貨遼參，來港的遼參，佔大部份都是新鮮急凍。

酒家需求南美、中東參

香港食肆為控制成本，需求小號刺參的量很大，因此南美、中東、印尼的刺參也有很大的市場。這些國家的刺參，刺針較疏，質感較削，價錢便宜。

南美刺參體形多近方柱形，刺並不尖長，只是有突出圓點，而且圓點亦不密集。

中東刺參體形跟南美刺參差不多，圓點則較密。印尼刺參的參體結構略鬆散，刺不多，爽口度較低。

非洲刺參個體較細，刺更短，價錢便宜很多，故頗受普羅大眾歡迎。

大少建議

刺參以關東刺參為首選，其中以北海道的日幸刺參最為有名，萬多元一斤，關中刺參也不便宜，一般家庭可考慮購買關西刺參，三數千元已買到日本大枝刺參，請客絕不失禮。更經濟一點的日本沖子參，也是優質有刺海參，約千多二千元一斤。

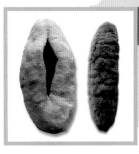

「豬婆參」與「禿參」

說到海參，還有常聽的「豬婆參」和「禿參」。海參名字基本上形象化，如「刺參」多刺，「禿參」光禿，「豬婆參」外形夠大，所以稱作「豬婆」。

幾大類海參中，「豬婆參」是別具一格的，壯觀夠派頭。

豬婆參的正名應是「白石參」，參身白色，有木灰，口感香糯。而另一種烏黑色，叫「烏石」，但相對「白石」，「烏石」口感稍硬，而且發頭也以「白石」為佳。

極品豬婆參可發大六倍，成隻上枱，極是壯觀，所以需求量也很大。一斤(1隻)約八百至千元，一斤(2-3隻)約七百五十元至八百五十元。

「豬婆」澳洲為正宗

有商舖以「金山豬婆參」作招徠，好像「金山勾翅」一樣，強調「金山」貨色，因為美國貨品予人製作嚴謹的印象，其實論品質，以澳洲為正宗。

東西太平洋海域的澳洲、印尼、湯加群島、斐濟群島、所羅門群島和夏威夷，都是盛產白石參(豬婆參)及烏石參的海域。

比豬婆參還要大兩倍的「梅花參」，鮮活時一隻兩呎長，曬成乾貨也有一呎，特點是有二十多組觸手，每組呈梅花狀。「梅花參」發頭也有五、六倍，由於參形太大，不容易處理，而且此參有些少苦澀味，中國北方人覺得苦澀味有清熱作用。

「紋禿」勝「光禿」

曾經買過一種澳洲九紋龍禿參，腍滑中有咬口，肉有厚度，可整條上碟，也可切件上碟，請客也是有看頭的。禿參產自澳洲、所羅門、湯加群島、斐濟群島、印尼、非洲、中東、錫蘭、印度、南美。其中以澳洲禿參的製作最好，含水量低，含鹽份低，品質優良。

　　禿參分光禿和紋禿兩種。光禿個頭圓淨粗壯，表面光滑，個子較大的一斤約6-8隻。紋禿個頭同樣圓淨粗壯，但有橫紋，個子比光禿小些，最大也是一斤8-10隻，但紋禿比光禿發頭成數高些，可發六至七倍。

　　兩種禿參價錢不同，正宗紋禿一斤8-10隻約二千多元；一斤15-20隻約一千五百元至一千八百元不同。

　　光禿一斤6-8隻，約一千三百至一千八百元；一斤12-18隻，約九百至一千二百元。

黃玉參與螺絲參

　　其他在香港買到的雜海參，還有南美黃玉參、南美螺絲參、南美豬仔參、南美富士參、非洲和中東的烏圓(讀「丸」)。

　　螺絲參長4吋至6吋，直徑約1吋，色黑，狀似大螺絲故得名，售價便宜，約三、四百元一斤，可發四倍左右。這些螺絲參在香港市場多見，口感一般，而且帶有一些特別氣味，故價格特便宜。

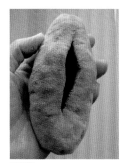
豬婆參

　　黃玉參直徑約半吋，身長約5吋左右，比螺絲參更幼，肉微黃，疏落有棘點，約三百八十元至七百五十元一斤，是近年的新品種。

　　烏圓十分經濟，多用作水盆海參出售，一斤約二百元以下，在街市可見。

　　其實消費者最好買乾貨，自己發的海參較為安全。

　　總的來說，日本海參因匯率調整而價格下調，但南美、澳洲、東南亞等地海產，展望會有上調，故此貨物的價格要常加留意。

大少建議

　　如果嫌刺參太貴，想經濟一點的，可買禿參或豬婆參。兩種參都以澳洲為正宗，含水量低和含鹽量低。禿參以紋禿比光禿好，紋禿發頭成數高一些，約一千至二千元不等。澳洲豬婆參(白石參)七百至千多元一斤，需選擇渾圓、厚身，含灰量少，顏色要烏潤，外皮完整沒有破邊。更經濟的還可選擇非洲、中東小禿參，約三百至五百元一斤。

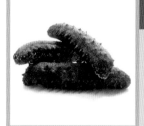

選海參 厚身兼乾身

海參現在需求量大，不妨趁低吸納一些符合自己經濟原則的海參，乾貨容易儲存。買海參時用手拗一下測試是否容易彎曲，堅不易彎者，就是乾燥度足夠的好貨。

在香港街市，見有一些乾貨雜參攤售，有些則是已經發好的海參。無論甚麼價錢的貨色，筆者還是建議買乾貨，自己親手浸焗，質量有保證。

海參的類別很多，大類就有刺參、白石參、烏石參、禿參、梅花參、螺絲參、黃玉參等。

按地域的品種，日本海域出的是刺參；中國渤海灣出遼參(即刺參)；南美除刺參之外，也有豬仔參、禿參、螺絲參、黃玉參等；中東及非洲刺參之外，亦有禿參；澳洲、所羅門群島、湯加群島一帶出的是白石參、烏石參和禿參。

經濟許可的，可買日本刺參和中國遼參(近萬元一斤左右)；經濟一般的，可買澳洲禿參或豬婆參(七百至千多元一斤)；普羅大眾的，可買質素次些的非洲、中東小禿參(三百至五百元一斤)。

選購要點

① 要選乾燥度高的海參，起碼要九成七乾身，若濕度大，除了重稱外，也不易保存。

② 如果是日本刺參，分關東、關中及關西，其中關東刺最密，其次關中、關西的刺較疏。

③ 參身厚薄要均勻，摸上手拗一下，是否紮實。

④ 參形要完整無缺，外皮完整沒有破邊。

⑤ 白石參形狀需渾圓，選厚身，發起參身肥厚。

⑥ 白石參含灰量要少，顏色要烏潤，浸發容易處理。

低脂和低膽固醇

海參屬於高蛋白質、低脂和低膽固醇的優質食材，能夠提高身體的免疫力，還有抗凝血作用。對中老年人有降低血液黏度、預防動脈硬化、降低膽固醇，對調節血壓均有良好之作用。對女士而言，海參含膠原蛋白，具有高效保濕效果，可以強化肌膚保水功能、彈性和光澤，延緩老化。

發海參需技巧

朋友送來一枝斐濟群島「白石參」（又名豬婆參），男士手掌那麼大，浸發後，變魔術般發大了四、五倍，捧上檯很有點氣勢。

發海參是很考功夫的，比發花膠還要難。海參是整條上碟，要保持它的完整形態，企身又不會塌下，就要看發海參的技巧了。

發海參是焗水的過程，跟焗花膠差不多，但海參較厚，可以煮它一下。把原個海參洗去外表的灰，放入大滾水滾20分鐘；熄火焗至水冷，放入雪櫃過夜，翌日清洗海參；換大滾水，放入海參，熄火再焗，如是者重複兩、三天，視乎手感，若認為軟度合適，可開肚清洗內臟了，清洗後放入冰格備用。

需注意，全枝條狀海參一定要焗至足夠軟身，才能開肚及清洗內臟，若然未焗夠就開了肚，再焗的話就會很易浸爛，甚至攤開塌了下來，上碟很不美觀，破壞了食材的美感。

「豬婆參」本來已經開肚，不存在甚麼時候開肚的問題，但不要清除腹腔的薄膜，要待軟硬度適中，才予清理腹腔薄膜。它的體形較大，每次只能發一個，而且焗水的時間較長，可以發大五倍左右。

體型較小條狀的禿參、刺參，可一次過發它十來枝，放入冰格備用，這些海參焗水的時間，比發「豬婆參」的時間短些，發大後比原來大三、四倍，澳洲的靚禿參甚至可發大六、七倍哩。

注意處理海參器皿需無油漬。

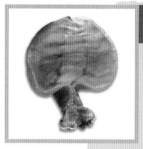

名門望族愛花膠

香港超級富豪多房家族，很多年前已搜購「金山鰲」的鰲魚公肚，各房為搜購上品，每次豪購幾十萬閒閒地。

香港的娛樂新聞，時有報道某某女星懷孕，與長輩到上環購買鮑魚、花膠補身，一車（手推車）幾十萬，喻之富貴和家庭地位。這些新聞多有做騷之嫌，其實在上環海味店買幾十萬的花膠，能讓你在手推車上看得到麼？

稀有花膠價逾百萬

鮑魚、海參、魚翅和花膠，就是珍貴食材的「鮑、參、翅、肚」四大台柱。儘管花膠排行阿四，但其養顏美膚之效，甚得女士鍾情，不惜終身追捧，花膠又能助男士生兒育女，超級富豪為收藏稀有品種一擲萬金。不時看到新聞報道，一隻金錢鰲、金山鰲公肚，拍賣價達幾十萬至百多萬。這也不奇怪，這些金錢鰲魚、金山鰲魚，一至兩年才發現一條，已經瀕臨絕種，物以罕為貴，開出底價五、六十萬，富豪為投得極品，叫價越叫越高。

價格十年起十倍

據知，全世界最捨得花錢吃花膠的是潮州人及福建人，中國人吃花膠有百多年歷史。花膠是中國的特產，早年鰲肚、白花膠較多，廣東沿海漁民，已有吃花膠習慣，曬棚掛滿花膠。

富貴人家吃花膠，與相熟的海味舖掛鈎，一買幾十隻放廚房隨時使用，一有矜貴品種就吸納。

近年鰲肚和白花膠已趨稀有，本來是廉價之物，自從其藥效價值廣為人知後，廣告宣傳吹捧，內地的食肆、食家在港大量入貨，價格不斷飈升；連帶普通花膠也搶貴了，價錢在十年間也起了十倍之多。

所以，今天不買，明天更貴，更待何時？趁低吸納不是富豪的專利，平民百姓也可趁低吸納合符自己經濟原則的中上花膠。

花膠界「重男輕女」

魚有性別之分，花膠自然也有性別之分。在海味店見名貴花膠標識有「公肚」，花膠公的價錢，比花膠乸是貴出頗多的。花膠界認真「男權至上」，所以人家給你送花膠，告知這是「花膠公」，這肯定是名貴花膠，所費不菲。

為何花膠會「重男輕女」？因為花膠公的成份比較容易讓人體吸收，藥用功效較好；而且花膠公比較耐火，不易溶於水，「見食」得多，花膠乸則較「削」，易溶於水，但吃起來滑些。

花膠分列「公肚」出售的，只限名貴花膠如金錢鰵、金山鰵、石鰵、生開鰵肚、野生白花膠和巴西紮膠，其他不太名貴的就「男女混合」，不作性別之分。

要判別公還是乸不難，花膠公體形多較修長，組織密度高些，呈人字紋，體積較花膠乸細小；花膠乸較圓潤形，呈橫紋，體積一般較大和厚身。

修復傷口癒合快

花膠是魚的魚鰾(俗稱魚肚)，藥用價值高，品種好的有豐富骨膠原，所以得名花膠。在中醫的角度，花膠對人體有修補作用，病人手術後和婦女產後吃花膠，傷口癒合特別快。對女性而言，花膠對補充關節軟骨、養顏滋補有效，對男性生兒育女，也有補助的作用。

大少建議

花膠界「男權至上」，花膠公質優，價錢也比花膠乸高出頗多，所以買花膠，最好認定「阿公」。花膠價錢在十年間起了近十倍之多，今天不買，明天更貴，趁低吸納不是富豪的專利，平民百姓也可趁低吸納合符自己經濟原則的中上花膠。

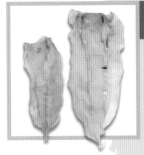

大眾實惠的花膠

花膠有很多級，價錢標準是以品種及隻頭大小而定的，平民百姓吃甚麼花膠？權衡自己的經濟能力，總有一種是我們的選擇。五級以下的品種，藥效也不錯，價錢一般不會太貴，件頭有大也有小，豐儉由人。趁價低時吸納一些中上貨色，通常可存放十數年。

如果以素質級數排列，概括而言，一至四級是鰵魚膠：「金錢鰵」、「金山鰵」、「石鰵」和「生開鰵肚」；五級以後是其他魚類的花膠：「白花膠」、「筒膠」、「黃魚膠」、「紮膠」、「門鱔肚」、「雞泡肚」、「紐肚」、「赤魚膠」。近期又多了一個新品種，是南太平洋海域的「鰵肚仔」，暫未列入級數。

花膠品種十幾級

1	**金錢鰵（鰵魚，又稱黃唇鰵）** 產自青島至香港一帶水域，已瀕臨絕種，一至兩年間才偶爾發現一條，拍賣價由幾十萬元至百萬港元以上1隻。
2	**金山鰵（鰵魚）** 產自中國山東渤海灣至美國三藩市一帶水域，已瀕臨絕種，一至兩年間才偶爾發現一條，拍賣價由幾十萬元至百萬港元以上1隻。
3	**石鰵（鰵魚）** 產自孟加拉至巴基斯坦一帶水域，開始少有，十兩至十三兩1隻要十二萬至十六萬港元。 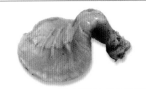

4	生開繁肚（繁魚，又稱生開廣肚） 產自整個印度洋水域，大隻的開始少有，形狀有圓形及馬鞍形兩種，一斤2隻重的約三萬港元。	
5	白花膠（白花鱸魚） 產自香港水域，有明顯藥效，是名貴花膠，此乃香港天然特產，但現在產量已很少了，由於個頭不算很大，一斤10隻的約四、五萬元，一斤20多隻的約二萬元。 近年天然野生白花膠已很少，大多是在湛江、珠海和印尼人工養殖的居多，就算是人工繁殖的，也很有療效，這些養殖白花膠便宜多了，一斤30至40隻約二千五百元左右。消費者買白花膠，記得要問清楚是「野生」還是「養殖」，價錢是相差很遠的。	 野生白花膠 養殖白花膠
6	筒膠（鱸魚，又稱鴨泡肚） 產自東西非水域，現時較多。一斤3、4隻重約二千元港元，一斤30隻約一千五百至二千元。	
7	黃魚膠（鱸魚） 產自南美水域，現時較多，一斤3、4隻重約二千多元，一斤20多隻約一千八百元左右。	
8	紮膠（鱸魚，又稱巴西紮膠） 產自南美水域，現時產量一般，以巴西的最好，委內瑞拉也不錯。一斤3至5隻約三千元，一斤20隻或以上的，約一千多元不等。	

9	**門鱔肚（門鱔魚）** 全世界深水海域都有，現在也較少了，一斤十多隻的三千元左右。門鱔魚一條十多斤至三十斤重，魚鰾呈長形，因此有的門鱔膠超過兩呎，沒有人工繁殖，此膠口感好。水上人尤其喜歡。	
10	**雞泡肚（雞泡魚）** 南中國海、印尼及印度洋水域，由於雞泡魚魚鰾有毒，在製花膠前會清洗多次。印度的雞泡肚是原形谷脹，呈馬鞍形，但越南的雞泡肚製法是刺穿壓扁的。一斤25-40隻的，約二千多元；一斤50-80隻約一千元左右。有說此膠對治療婦女暗病非常有效。	
11	**紐肚** 紐西蘭二十多年前開發的花膠品種，故名為紐肚，厚身黃淨的為好，但也有些是略帶有血絲的紅膠，這是製作時處理魚血不夠乾淨，但可以接受，有血絲起碼證明是後天沒有漂白加工。紐肚一斤4、5隻，約二千元左右；一斤40-60隻的，五百多元左右。現在南美和非洲水域也有這種魚，其魚鰾也稱紐肚，但較紐西蘭紐肚薄身，此膠味道較淡，特別藥療價值不高。	
12	**赤魚膠（赤魚）** 產自印尼、印度和越南水域，產量很多。此花膠非常普及，唯腥味略重，價錢頗為大眾化，一斤10隻左右，約五百多元不等，食店多採用。水上人尤其喜歡。	
13	**花膠粒和花膠片** 品質來歷不詳，東南亞產品，一斤近百隻約八十元。	

花膠種類與價錢比較

級別	名稱	魚種	產量	產地	價錢	數量
1	金錢鰵（黃唇鰵）	鰵魚公肚	瀕臨絕種	青島至香港水域	$500,000>$600,000	拍賣底價（隻）
2	金山鰵	鰵魚公肚	瀕臨絕種	山東至三藩市墨西哥水域	$500,000>$600,000	拍賣底價（隻）
3	石鰵	鰵魚公肚	開始少	孟加拉至巴基斯坦水域	$120,000>$160,000	十兩至十三兩1隻
4	生開鰵肚（廣肚）	鰵魚公肚	開始少	印度洋水域	$20,000>$30,000	一斤2至3隻
5	白花膠	白花鱸魚公肚	較少	A天然野生香港水域	$40,000>$50,000	一斤10隻
					$15,000>$25,000	一斤25至35隻
			較多	B人工養殖湛江/珠海/印尼	$2,500>$2,800	一斤30至40隻
					$1,900>$2,200	一斤50至60隻
6	筒膠（鴨泡肚）	鱸魚	很多	東西非水域	$2,100>$2,800	一斤3至5隻
					$1,500>$2,000	一斤25至35隻
7	黃魚膠	鱸魚	較多	南美水域	$2,100>$2,800	一斤3、4隻
					$1,500>$2,000	一斤25隻
8	巴西紮膠	鱸魚公肚	一般	南美水域	$2,800>$3,200	一斤3至5隻
					$800>$1,300	一斤20隻或以上

級別	名稱	魚種	產量	產地	價錢	數量
9	門鱔肚	門鱔	一般	全世界深水海域	$2,800>$3,000	一斤10隻
					$2,000>$2,800	一斤18至22隻
					$800>$1,600	一斤30至60隻
10	雞泡肚	雞泡魚	一般	南中國海及印度洋海域	$1,850>$2,600	一斤25至40隻
					$750>$1,100	一斤50至80隻
11	紐肚	鱸魚	多	紐西蘭/非洲/南美	$1,800>$2,600	一斤3至5隻
					$380>$650	一斤40至60隻
12	赤魚膠	赤魚	多	印度/印尼/越南水域	$600>$800	一斤4至6隻
					$500>$750	一斤10至12隻
					$300>$450	一斤25至35隻
13	花膠粒	不詳		東南亞	$70>$120	一斤約百多粒
14	花膠片	不詳		東南亞	$80>$100	一斤約80-100片

（註：本文所列價錢是2013年1月的統計，然而因應市場供應關係，價格會有上下調整之情況。）

大少建議　如果不是送禮，只是自用的話，建議買個頭較小的花膠，一斤20多隻，約千多元不等，一樣有藥效。食得過的花膠，有來自南美的「黃魚膠」和「紮膠」，質量和功效都不錯，養殖「白花膠」也是不錯的選擇。

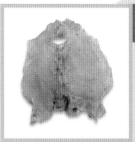

買哪種花膠最穩陣？

「南北行大少」去年曾替我的內地朋友買到南太平洋海域鰵肚仔，近千元一斤（20多隻），朋友頗驚詫：「吓，這麼便宜？我老闆娘每次來港掃花膠，買給自己吃的二三千元一斤，買來送禮的上萬元一斤；如今不足一千元一斤的花膠，能吃得過麼？」她對花膠毫無認識，只知道以價錢標識，認為貴價才是好貨。當然「平嘢無好嘢」，此說不無道理；但食療與價錢，又未必一定掛鈎的，最緊要抵食。

「黃魚膠」、「紮膠」食得過

如果不是送禮，只是自用的話，可以經濟一點買個頭較小的花膠，一斤20多隻，一樣有藥效。

上述來自南太平洋的「鰵肚仔」，市面上並不多見，是近期才開發的最新品種，魚種雖叫作「鰵肚」，但又不屬名貴鰵魚，這種鰵肚仔的魚鰾較小，產量頗多，藥效不錯，食用價值適合普羅大眾，由於新品種剛剛探取，有待進一步開發。

另外來自南美水域鹹淡水的「黃魚膠」和「紮膠」（綑綁成紮故稱紮膠），一斤20多隻的由九百元至千二、三元不等，質量和功效都不錯。

天然「白花膠」藥效好

香港水域的特產「白花膠」（白花鱸魚），藥用價值很高，也是名貴品種之一，高質素的天然野生「白花膠」，也要四、五萬元一斤，一斤20多隻的小件頭，約二萬多元一斤。可惜近年野生「白花膠」買少見少，今天市面上所見較多的，是千多二千元一斤的「白花膠」，只是在湛江、珠海、印尼一帶人工養殖，隨着科學養殖技術的進步，與天然相比，價錢相差很遠，療效也略為遜色。

選購要點

怎樣分辨白花膠是「野生」還是「養殖」呢？

「大少」教路，野生白花膠的兩條直線紋（氣）旁，有微細的氣孔；養殖白花膠的直線紋旁，是沒有氣孔的，買的時候自己留心觀察。

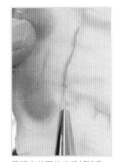

養殖白花膠的直線（氣）旁，是沒有氣孔的。

買花膠時需要注意幾點：

① 盡量買天然野生花膠，消費者可以向售貨員查詢，你能提出這樣的話題，售貨員一般也不敢亂答。

② 不要揀太便宜的價錢，如市面上幾百元的花膠，效療較低，有些名為花膠粒、花膠片的，只需幾十元而已，其來源資料不詳，消費者要視乎自己對吃的要求了。

③ 花膠要揀完整厚身，全隻無損的，不要買破裂碎料。

④ 在光線照射下，花膠內裏要透明乾淨（叫作清水花膠），如有白點或白斑紋，則表示處理不善，花膠肉已經變壞。

巴西鱆膠

⑤ 不買自己不認識之品種，及其出處資料不詳的花膠。

⑥ 心目中要選定合符自己經濟原則的價錢，就不會任人游說了。

⑦ 多費些時間，多走幾家店比對自己想買的花膠價錢，不要單信電視、報章或雜誌的長期廣告。

大少建議

吃花膠為求療效，盡量買天然野生花膠，不要揀太便宜的貨色。要揀完整厚身、全隻無損，不要買破裂碎料。清水花膠在光線照射下，花膠內裏要透明乾淨，不要白點或白斑紋，恐有變壞。不買自己不認識之品種，及其出處資料不詳的花膠。

輕鬆浸發花膠

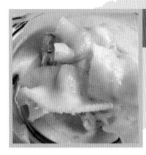

女士為養顏愛吃花膠，一想起「浸發花膠」的工序就怕怕，職業女性寧可出外吃飯，飲個甚麼花膠燉湯或花膠糖水，爭取補一補。

然而，食肆給妳吃甚麼品種的花膠，妳又可有了解？

其實，食肆最多使用來自越南、印尼的赤魚膠，這些赤魚膠價錢便宜，藥效較低，三、四百元一斤，可作粗用，很多食肆用赤魚膠作菜餚或糖水。

既然想補身，何不自己動手，吃適合自己的花膠？其實「浸發花膠」的工序並不難，所謂最煩只是第一步驟，其他步驟舉手之勞而已。

浸發花膠可蒸可焗

花膠做菜或燉湯之前，是必須先經「浸發」程序的。為了方便起見，可以一次過「浸發」多隻花膠，放入冰格備用。「浸發花膠」方法有二：

第一種：焗

① 鍋子及鍋蓋洗淨，不能有油漬，(花膠若沾油，會易溶解及穿破)。煮滾一鍋水，花膠放入大滾水中，視乎花膠之大細厚薄，若大隻的可滾30分鐘左右熄火，若細隻的花膠，放入馬上熄火。

② 花膠浸焗至涼凍，用清水洗淨，才連水放入雪櫃；翌日再換上清水，重複上述程序，如是者浸焗3至5天。當然花膠有厚有薄，有大亦有小，以手感的柔軟度合適為準。

③ 完成浸發花膠程序，按每次食用的份量用膠袋分好，放入冰格備用。

④ 當每次煮食花膠前，從冰格取出已浸發的花膠，先用薑葱及白酒出水幾分鐘去掉腥味。

第二種：蒸

① 鍋子及鍋蓋洗淨，不能有油漬。乾身花膠不用洗，置放在乾淨瓦碟子(不能有油)中，薑蓋花膠上，葱墊在花膠下(注意花膠不能疊放，怕黏着一起)。

② 盛有花膠的碟子隔水蒸，小件頭的蒸9至10分鐘，若中件頭花膠，要蒸20分鐘左右，大件頭的更要蒸40至60分鐘，視乎大小而定。

③ 將完全涼凍之花膠沖洗，放入盛有清水的器皿中(不可有油漬)，再放入雪櫃，每天換清水一次，約3至5天，完成浸發花膠程序。

④ 按每次食用份量，用膠袋分好，放入冰格備用。

花膠公較「見食」

花膠公與乸的煮法有不同，花膠公比較耐火，可用作煲湯之用，不易溶於水中，飲湯時亦可吃到啖啖花膠，當然亦可以炆法做菜；但一般的花膠是花膠乸，不耐火，如煲湯時間較長，花膠會溶於水中，花膠乸如要作湯羹只能後下，在湯羹差不多煮好時，才將發好的花膠放入湯內，煲一小時至一個半小時。其實，花膠乸最好以炆的方式處理，這樣較「見食」。

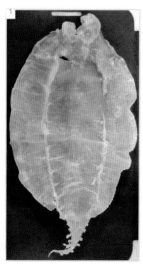
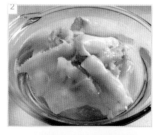
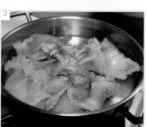
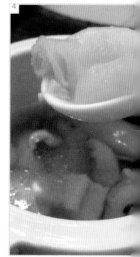

養顏鮮奶燉花膠

　　鮮奶燉花膠，是女士最好的養顏恩物。鮮奶不能用高鈣脱脂奶，一定要用全脂奶。三分二水，三分一奶，花膠不用太多，發好的花膠切1至2片(大約像麻將牌大小)，紅棗2至3粒去核，加幾粒蓮子，果皮一小片(去瓤)。由於是專為養顏之用，建議用好一點的花膠。

　　全部材料放入燉三小時，若加瘦肉燉四小時。

　　若分兩、三次吃，可放入雪櫃，不要太久，因奶類易變，最好一、兩天內吃完。

產後花膠燉白鴿

　　產婦補身需要花膠補充骨膠原。白鴿1隻、瘦豬䐆仔2條，龍眼肉4粒、杞子10粒、陳皮1角(去瓤)、發好的中上花膠切2至3片(大約像麻將牌大小)、1至2碗水，清燉。

花膠番薯糖水

① 花膠又可煲糖水。取花膠1至2隻(約6兩重)，發好後切成細片，蓮子半斤，紅棗15粒(去核)、陳皮1角(去瓤)、薄薑4至5片，煲個多小時。

② 取花膠1至2隻(約6兩重)，發好後切成細片，黃心番薯1至3個、紅棗10粒(去核)、蓮子適量、陳皮1角(去瓤)、薑4至5片，煲個多小時。煲糖水是多人享用，經濟實惠，可以用赤魚膠的。

大少建議

　　浸發花膠很重要一點，容器是不能有沾有油漬的，花膠若遇油，會易溶解及穿破，所以容器必須清洗乾淨才能使用；所謂發得夠身，用手指觸摸花膠，估量入口軟腍度適中為之夠身。花膠公比較耐火，煲湯後仍可吃到唅唅膠，即較見食，但花膠乸不耐火，易溶於水中，以炆法較見食。

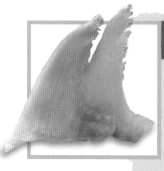

傳統的食翅文化

上世紀末，香港人在股票市場大有斬獲的時候，社會上炫耀的話語：「今晚請食魚翅撈飯」，更甚的說「今晚魚翅漱口」。魚翅因為名貴，竟然成為股市贏錢的代用語，真有點莫名奇妙。不過由此可見，港人對魚翅的身價，確實有很深的認識。

為環保不吃翅

近年環保團體統計，因為人類對魚翅的食用，導致鯊魚數量減少，捕殺行為殘忍，為保護海洋生態平衡，呼籲不吃魚翅。事實上很多人都開始自覺拒吃魚翅，連請客酒席都省去魚翅菜式。目前已受保護禁捕的有大白鯊、鯨鯊和姥鯊等多個品種，在環保團體的宣傳功勢下，香港的魚翅銷量，跌減一半。

然而，中國飲食文化中，四大名貴食材之一的「翅」，今天仍有不少捧場客。無論如何，從知識角度與及對傳統飲食文化傳承，我們可以對魚翅作多一點認識，至於吃不吃，個人再作衡量。

家廚做翅顯身價

中國人吃魚翅的文化，有說始於明朝。魚翅是中國傳統名貴食材，多在高檔筵席中亮相，致有「無翅不成席」之說，廣東人對翅更為喜愛，請客筵席有翅視為體面。香港人在十九世紀中開始，興起吃魚翅的風氣，遂成為魚翅的重要轉口港。

以前香港有錢人是不出外吃飯的。因而大戶人家都有家廚，家宴菜式要比酒樓好吃才夠體面，所以家廚需廚藝高超，多拿手炒桂花翅，炒起無油又乾身，吃而不膩。這些家廚身價很高，連下欄打賞十分豐厚，可謂賺錢有人知，是絕世筍工；比起名樓的名廚，實不遑多讓。

　　魚翅是鯊魚的鰭，含豐富膠質，清爽軟滑，本身無味，靠高湯或上湯扒燴，才能發揮其味道。

　　我們聽「南北行大少」講故，甚麼廣州大三元酒家「紅燒大裙翅」名聞遐邇，中國酒家「大骨翼勾翅」翅針長18吋，還有鮑翅、排翅、生翅、散翅……。

「包翅」和「散翅」

　　現在一般酒家供應一窩普通魚翅，由二千元至三千元一窩，一位也要二百至五百元不等，視乎魚翅材料及處理方法收費。

　　但名貴翅多講究，魚翅菜式主要分「包翅」和「散翅」兩種。

　　「包翅」(酒樓多寫成鮑翅)。魚翅取自鯊魚的背鰭「脊翅」(只翅)，多膠質，上菜時翅針連骨膜成排，呈扇狀，很是壯觀，這種翅的製法多是「紅燒」和「燉湯」。

　　「散翅」(酒樓寫作生翅)翅針獨立成條狀，魚翅取自鯊魚尾鰭的「勾翅」，翅針較粗，看來大體，全鰭無骨，價錢亦最貴。翅的製法是「扒」、「燉」、「炒」和「燴」。

　　有些魚翅菜式又取自鯊魚胸鰭的「翼翅」，翅針最幼小，翅身薄，價錢較低。但海虎片則例外，即使是「翼翅」，其翅針也粗長，價值也不菲。

　　各種部位的鰭翅，有不同性質及用途，因應菜式需要而定。

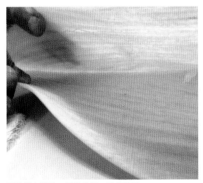

牙揀翅身較疏，翅針幼長，綿長軟滑。

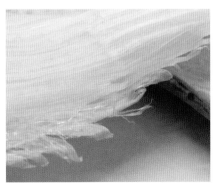

翅針乾淨無砂骨，可見其幼細。

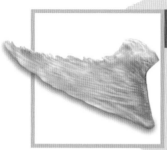

魚翅品種比較

前文說了魚翅的菜式、取翅的鯊鰭部位，本文再探討一下，魚翅用得最多的鯊魚品種。

遭人類垂青的鯊魚鰭翅品種，為人熟悉的「天九翅」、「群翅」、「海虎翅」、「五羊翅」、「牙揀翅」、「金錢骨」等。

「天九翅」以大見稱，可長逾4英呎多，翅針粗壯。這種巨翅來自世界最大的鯊魚品種-鯨鯊(牛皮鯊)，所以又叫「牛皮天九翅」；另一種「挪威天九翅」，來自世界第二大鯊魚品種-姥鯊。兩者相比，嫩身的姥鯊是最好的天九翅。鯨鯊和姥鯊應已禁捕。

「群翅」是翅中之王，這翅來自犁頭鯊(犁頭鰩)的鰭，翅針粗壯，肉膜薄，膠質豐富。中國南海和東海多有出沒，其中南沙群島和西沙群島尤多。

「海虎翅」取自南太平洋區鯊魚最多，胸鰭的翼翅最大，以厚身、翅針粗壯見稱，多作上價翅，是相當有名的魚翅。

「五羊翅」取自Brown Shark，名稱來自日本，與「羊」完全無關。此鯊的鰭多作潮州紅燒翅，其翅針耐火，幼滑膠口。

「牙揀翅」產量多，比較普及，翅針不粗，肉膜較薄，翅質軟滑，作盅翅的較多，價格不貴。

「金錢骨」取自Dogfish的鯊魚鰭，發頭好，翅針軟滑，肉膜少，浸發成數高，可降低成本。家庭主婦自用，容易炮製，價錢不貴，為翅中佳品。

大少建議

買魚翅應光顧魚翅專門店，其流量快，品質較有保證。魚翅以切口無骨無肉為好，翅骨及翅肉要少，翅針要粗密，不要稀疏；魚翅需要乾身，摸上手無濕感，不要選太雪白和有異味的魚翅，以便決定優劣。

幾種魚翅價格比較

魚翅	尺碼	價格
大金山勾	5吋 -7吋	$2,600-$2,800（斤）
中金山勾	3吋半 -4吋半	$1,800-$2,000（斤）
小金山勾	3吋左右	$1,200-$1,500（斤）
海虎片	2呎	$3,600-$3,800（斤）
牙揀片	2呎多	$1,300-$1,500（斤）
五羊片	1呎左右	$1,400-$1,600（斤）

註：本文所列價錢是2013年1月的統計，然而因應市場供應關係，價格會有上下調整之情況。

選購要點

① 勾以大小、淨身程度為準。切口以無骨無肉為好，首選凸半月切，次選直切，或凹半月切。無論以上三種切法，一定要去盡翅之骨及肉，翅身之淨翅比例佔高為佳。

② 部份商人出售的魚翅為可多賺三、四成，需保持一定重量，加入化學藥品處理，不會乾透。所以消費者選魚翅時需要選乾身，摸上手無濕感。

③ 太雪白的魚翅多數經加工處理，漂得太白無膠質，破壞了翅身之組織，聞一下可有異味，以便分辨優劣。

④ 翅骨及翅肉要少，翅針要粗密，不要稀疏。

⑤ 魚翅專門店專注經營，流量快和品種多，品質較為有保證。

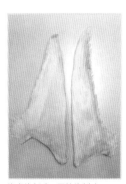
海虎片(左)，牙揀片(右)。

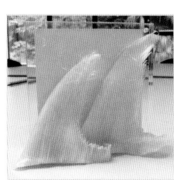
中金山勾翅

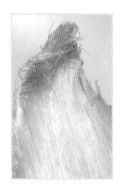
翅針很粗，識貨應買這些。

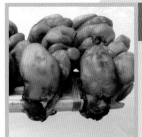

春節吃金蠔

中國人春節特愛吃蠔豉，因其諧音「好市」，配以髮菜，就是「發財好市」了。春節前後能吃到肥美甘香的「蜜汁金蠔」，這是新春期待的菜式。秋冬是蠔隻最肥大的時候，大隻的做金蠔，小隻頭的做傳統蠔豉。

蠔豉應存放凍櫃

路經上環小型海味舖，舖外擺放一排排的大隻金蠔，很是誘人，店員告知此乃「沙井金蠔」。記得「大少」教路，蠔豉無論怎樣曬乾，仍有一定的濕度，因為蠔是高蛋白質的海產，而香港天氣潮濕，如長期暴露空氣之中，需要微量的防腐劑處理。買蠔豉或金蠔，最好買凍櫃內的（不需用防腐劑）。

在大型海味舖的凍櫃內，用竹籤串起一排排生曬金蠔，也有散裝金蠔，更有相當多的日本蠔豉。

橫琴出產較優質

上世紀五十至七十年代，流浮山與沙井是香港的主要產蠔區，但兩地水質相繼受到污染後，今天澳門的橫琴，成為港澳的主要產蠔區，這裏的生態環境保持得很好，香港優質的蠔豉，多來自橫琴。另日本、南韓的蠔豉也不錯，內地海域亦有出品蠔豉。

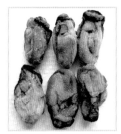

日本蠔豉

蠔豉分四種

蠔豉其實分四種：第一種是「傳統蠔豉」，第二種是「生曬蠔豉」，第三種是「生曬金蠔」，第四種是「爽蠔」。

「傳統蠔豉」的做法是，鮮蠔蒸熟後壓縮少許，用熱風機吹乾或曬乾，蠔豉仍含一成半至兩成的水份，放入雪房，這種用熱風機風乾的蠔豉，顏色極深，呈暗褐，但香氣不及生曬蠔豉。價錢由六十五元至百元一斤（日本蠔豉則由一百五十元至三百元一斤）。

「生曬蠔豉」顏色比「傳統蠔豉」顏色淺一些，製法是把鮮蠔輕輕灼過，然後盡量壓扁，用竹簽串起一排排吊着曬乾，曬約二周至四周，視天氣濕度及陽光而定，蠔仍含半成至一成水份，更易保存，因為經過日曬和天然風乾，重量較輕，味道濃郁甘香、質感重。價錢約百五至三百元一斤（日本沒有做生曬蠔豉）。

「生曬金蠔」的顏色又比「生曬蠔豉」顏色更淺一些，呈金黃色。製法與「生曬蠔豉」差不多，只是在灼的過程更快，灼一灼定型，蠔形飽滿，曬的時間很短，只曬四至七天，蠔的水份仍保留三成至三成半，所以按下去仍有彈性。

生曬金蠔因含有較多水份，要放入凍房或冰格，以防變壞。

大隻的金蠔約三百多元至四百多元一斤，中大隻的約二百三十至二百六十元一斤。這金蠔口感是香、脸、滑，最好用煎法及焗法。春節前後買到的金蠔，用保鮮袋包好，存放在冰格，如果存放好的話，可達四至五個月之久。

「爽蠔」顧名思義是較「爽口」，製法是鮮蠔取出後灼熟收身，放入冰水，晾乾入袋，不經曬的程序，質地較軟身，但香味較淡，因爽蠔大小平均，顏色較白，視覺上較優勝，酒樓多用爽蠔煮齋及烹調簡單菜式，這種爽蠔沒有經過壓縮程序，蠔身比較飽滿，約一百五十元至一百八十元一斤。

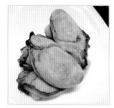

爽蠔

大少建議

蠔豉無論怎樣曬乾，仍有一定的濕度，買蠔豉或金蠔，最好買凍櫃內的（不需用防腐劑）。生曬金蠔應是用竹簽串起一排排，呈金黃色，油潤光亮，蠔形飽滿，蠔的水份仍保留三成至三成半，按下去仍有彈性。

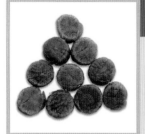

日本元貝嚴謹質優

元貝圓圓滿滿好意頭，傳統中國菜式少不了元貝，更是家中必備海味之一。以前瑤柱價錢不貴，中粒只是三百至五百元一斤，但自日本海嘯泄漏輻射之後，瑤柱價錢暴上，每斤要六百至八百元一斤。

憑外形難辨產地

我們在海味舖見到的元貝，都是標榜日本北海道元貝，金黃色，完整大顆，加以名貴包裝，送禮很是體面。然而，買到真正的日本元貝，又是一大學問。

名貴海味中，鮑魚、海參、花膠，來自不同產地，都有不同形態，即是「有樣睇」，

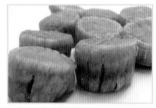

日本元貝的結構是結實的

消費者可憑外形分辨挑選。但元貝單看外表，則較難分辨產地來源，有些商舖把不同產地的元貝混在一起，消費者實無從辨識。

宗谷、青森元貝

元貝生活於淺海泥底或巖石上，日本、中國、越南都有出產。元貝(又稱乾貝或江瑤柱)是蚌類動物江珧的肉柱，珍貴之處在於偌大的貝殼內，只取其柱頭肉曬成乾品。江瑤柱含豐富蛋白質、鈣質、磷質，滋陰補腎，對病後調理有助。煮湯或做菜極為鮮甜，在香港有很大的需求量。

做得最好的瑤柱是日本北海道「宗谷貝」，製作有上百年歷史。日本元貝主要產地在北海道宗谷，宗谷元貝味香而濃，色澤金黃，味道鮮甜，乾爽；另一產地是本州青森，青森元貝相對味淡色淺，質地稍鬆易見裂紋，顆粒相對略小。

　　貝殼類海產，捕捉後一小時就會變壞，日本製作元貝，捕捉到新鮮貝，開殼後馬上沖洗鹽醃，不新鮮的貝就會棄之。日本元貝優質，更見於顆粒大小的精細分級，以便消費者選擇。

　　中國在近十多年也有生產像日本元貝般大小的產品，但中國成品微帶腥味，形狀與日本生產的很是相似。

中國青島貝

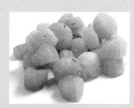

青島貝

　　中國青島貝較得普羅大眾歡迎，小顆粒與日本元貝相差很遠，味道也沒那樣濃郁，但青島貝這種淡色的小圓粒，沒有腥味，也很清香。青島貝大小仍分多級，大的約二百元一斤，小的約一百八十多元一斤，煲粥和做ＸＯ醬也是不過不失的。

　　在街市雜貨舖還有少量越南貝和韓國貝出售，但統稱也叫作青島貝。越南貝比青島貝的顆粒更細小一些，顏色也差不多，乾了有些少鹽霜，用家是分不出來的。越南貝味道遜於青島貝，纖維較重，口感較硬，但最便宜。這些小貝的利錢不多，所以不會加工，也不需溝貨。

富豪要「水」不要「柱」

　　家庭主婦通常都不會浪費瑤柱的價值，把瑤柱放碟浸水過面，再以碟覆蓋蒸25分鐘，瑤柱拿出揸乾水份後，弄散剪幼絲，熬湯和煲粥，清甜可口，揸出的水份，一般都不會倒掉，用作烹調之用。

　　富豪的招積食法，瑤柱浸水後，不要瑤柱絲，只要揸出的水份來蒸蛋。瑤柱是優質食材，這種要「水」不要「柱」的食法，無疑極為浪費。

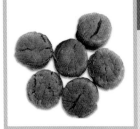

元貝「溝貨」難辨識

有些海味舖在門外豎有牌子「正宗谷貝，絕無溝貨」、「百分百正宗谷貝」，但部份海味舖出售的日本元貝，可能摻入其他產地的元貝，魚目混珠。消費者在選購時實是無從辨識，雖然如此，但也可以憑肉眼觀察，看出些少端倪。

「溝貨」蒙混

一些發展中國家製作的元貝歷史很短，以經濟掛帥，把不新鮮的瑤柱貝漂白、加色、加添加劑入味，做出與日本元貝相若無幾的外表，也是不難的事，只是消費者入口時會感覺較韌和較腥。這些元貝的來價比日本元貝便宜三、四成，部份商舖把日本元貝與其他產地元貝混合包裝，這就是我們常聽到的「溝貨」了。我們揀選元貝時，可以留意以下幾點。

選購要點

① 結構紋理需結實：優質的元貝，應是顆粒完整結實的。元貝乾透後水份流失，有一、兩條裂紋是正常現象，但不自然的裂紋就要注意了；元貝結構鬆散、裂紋太多，也是不正常的。正宗的日本元貝，基本上顆粒完整結實，但也有分別，好像宗谷元貝又比青森元貝紋理更結實些。

② 顏色自然無腥味：元貝的顏色要金黃，若有特別不自然的光澤，應是經過科學處理。用新鮮瑤柱貝做的元貝，拿起嗅一下是香甜無腥味的，若用變質的瑤柱貝製成乾貝，即使科學處理後，仍有一定的腥味。

③ 顆粒尺碼對照價錢：元貝是以大、中、小分級，價錢也有不同，越大粒越貴價。分特大（LLL）、較大（LL）、大（L）、中（M）、小（S）、較小（SA）、特小（SAS），大型的海味舖，會在貨架名牌上

列明元貝尺碼級別，買的時候，對照一下心目中價錢是否合理。雜誌報章廣告宣傳的「着數」是很打動人的，消費者要留意廣告所列元貝粒數，就知元貝的尺碼級別，再對照一下自己心目中的價錢，就知是否真的有着數了。

④ 不輕易買碎貝：因日本有原箱碎貝到港批發，價錢較相宜，受消費者歡迎。很多人都有這樣的概念，認為送禮要體面，需送大顆元貝，自用則可以用碎貝，功效不是一樣嗎？有些不良業者，會用平價的中、細貝剝碎，充日本碎貝出售，消費者看到的只是碎料，怎能分辨是否全是日本碎貝呢？

這類碎貝不要亂買，除非是到有商譽和相熟的海味舖購買，他們對老主顧會老實些。

日本元貝參考價

分級	粒數(一斤)	價錢(一斤)
LLL 特大	約 25-35	$1,150-$1,100
LL 較大	約 45-55	$900-$1,050
L 大	約 62-68	$800-$900
M 中	約 80-85	$630-$700
S 小	約 100-110	$540-$600
SA 較小	約 150	$460-$540
SAS 特小	約 180	$385-$430

註：價錢是 2013 年 1 月的統計，然而因應市場供應關係，價格會有上下調整之情況。

大少建議

元貝是以一斤的粒數來區分大、中、小級別的，越大粒越貴價，分特大(LLL)、較大(LL)、大(L)、中(M)、小(S)、較小(SA)、特小(SAS)。大型的海味舖，會在貨架名牌上列明元貝級別，買的時候，對照一下各級心目中價錢，是否合理。不要輕易買碎貝，除非是到有商譽和相熟的海味舖購買。

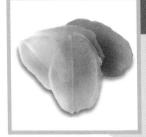

鮑片是「螺」不是「鮑」

賀年禮盒中，鮑片總有些少位置，這些鮑片甚至稱「網鮑片」。

一聽鮑片還是「網鮑片」，怎不肅然起敬？總以為是鮑魚親戚。其實，鮑片與鮑魚無關，只是一種名叫「鮑螺」的螺頭，選其大隻螺頭，去皮去枕後切片，製成乾品而已。

智利鮑螺、非洲大頭肉螺浸過，清洗去潺，取出螺心，橫切成橢圓形，曬乾及焙乾，在製作過程中，有些會用調味料醃過，外形美觀。無論螺片或鮑螺片，其食味和營養，和新鮮響螺或鮑魚，有很大分別。

消費者買鮑螺片的時候，嗅一下無異味；觀其片晶瑩剔透，沒有瘀色；全片處理要乾透，就是上品。

如果買螺片或鮑螺片，建議買螺頭乾品，生曬青島螺頭和美國螺頭，沒有後天加工，十分清甜。

青島螺頭把螺頭剝開三等份，不難辨認，約三百至四百元一斤。

美國急凍螺頭運到中國，再製成螺頭乾品，形狀是在螺的中間剝開，壓成兩片黶(音：掩)狀，約五百元至六百元一斤。

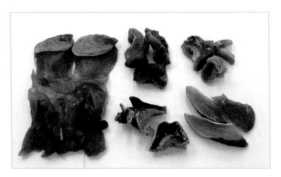

美國螺頭(左)，東西非紅螺(中上)，青島螺頭(中下)，東西非白螺(右上)，南美鮑螺(右下)。

鮑螺片比較

產地	名稱	形態	價錢(斤)
中國	青島螺頭	整隻剮開無厴，比美國螺頭小很多，暗黃色	$280-$380
美國	美國響螺頭	剮開連厴，最大隻，自然黃啡色	$500-$600
南美	鮑螺	半透明米色	$180-$220
東西非	紅螺肉	黃帶微紅色	$250-$330

註：價錢是2013年1月的統計，然而因應市場供應關係，價格會有上下調整之情況。

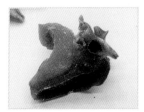
青島螺頭

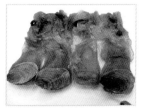
美國響螺頭

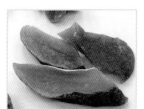
南美鮑螺

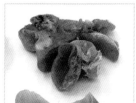
東西非紅螺肉

大少建議

　　如果買鮑螺片，不如買螺頭乾品，生曬青島螺頭和美國螺頭，沒有後天加工。螺頭或螺片要晶瑩剔透，沒有瘀色，處理要乾透，無異味就是上品。美國螺頭大件，青島螺頭和非洲白螺在切片後較相似，青島螺頭刀章較明顯，拿上手份量較重。非洲紅螺顏色偏紅和深色。

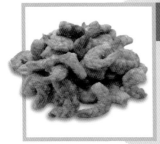

蝦米與蝦籽

我們買蝦米是最不經意的,這些海產「茄哩啡」,就像臨時演員,行出行入,誰都不會多看幾眼,但沒有他們又不成戲。

原來在食製中,高質素蝦米絕對不是「茄哩啡」,而是不可或缺的「甘草演員」,戲味就全靠他們。蝦米對菜餚增強鮮味,有很大作用。

蝦米也稱「海米」、「開洋」和「金鈎」,中國、越南及泰國均有,五百多年前已有蝦米的記載。高質素的蝦米,蛋白質含量高,益腎補陽,容易被吸收,對身體虛弱者有助。

蝦米是把蝦仔用鹽水焓過,曬後收縮去殼,亦有較大隻不去殼的稱作「蝦谷」。最好的蝦米來自越南「田蝦」,還有泰國「泰蝦」。兩處的蝦米歷史較長,無入色,也無添加劑,味不太鹹。價錢視乎蝦米大小,大的約一百二十元一斤,中的一百元一斤,小的約八十元。

市面上亦有蝦乾,但與蝦米不同。蝦米是經鹽水焓,蝦乾是沒有經鹽水焓過的。

選購要點

① 蝦米雖是乾品,但仍有濕氣,最好是取自冰櫃的。

② 好的蝦米,有一股淡海水味,及蝦的香味,沒有異味。

③ 蝦米體形要均勻,不太大也不太小。

④ 顏色要自然,淡黃或紅黃,如果顏色太紅(不太自然),多有後天加工,不買為妙。

⑤ 略呈透明有光澤。

蝦籽應買鮮品

蝦籽是蝦的卵，又名蝦春，分海蝦籽和河蝦籽，市面所見多是海蝦籽，紅色或金黃，粒圓身乾，清淡鮮香。

選購時應買未有炒過的蝦籽，已炒過的呈紅棕色，用瓶子封好出售。湛江和海南蝦籽較好，最貴約一百五十元一斤。

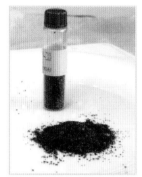

蝦籽

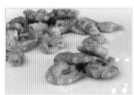

泰國蝦米

大少建議

蝦米最好是取自凍櫃的較好。好的蝦米，略呈透明有光澤，有一股淡海水味及蝦的香味。顏色要自然，淡黃或紅黃，如果顏色太紅(不太自然)，多有後天加工，不買為妙。最好的蝦米來自越南「田蝦」，還有泰國「泰蝦」。

第三章

乾貨

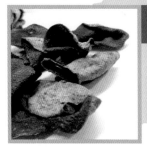

陳皮越老越矜貴

人類六十歲，要為老皮回復青春絞盡腦汁，有
的還不惜做醫學美容；但陳年果皮六十歲，卻
是越老越矜貴，近年價錢不斷飈升。

　　參茸海味店的廣告，六十年陳皮價錢驚人，優惠價也好幾百元一錢，
計一計數，近萬元一斤，你還敢吃陳皮嗎？有鑑於此，自知經濟實力不
夠，吞不下六十年，也嚥不下三十年，唯有吃五、六年的，三、四百元
一斤而已。

　　市面上大多是五至十年的陳皮，「大少」的經驗是，處理曬晾陳皮每
年最少一次，要有偌大、乾爽的倉庫存放，又要專人打理，成本很高，
只有大藥廠才可以有條件處理三十年的陳皮。市面上足十多年的陳皮已
很矜貴了，三十年以上的陳皮，可謂少之又少。

年份誰說了算？

　　廣東有三寶：陳皮、老薑、禾稈草。三寶之一的
陳皮，矜貴在於它的食療價值，陳皮驅寒、順氣、化
痰，具有理氣調中，燥濕化痰的功效。所以廣東人的
食材多用陳皮。

　　陳皮矜貴在其貯藏年份，陳年越久，其食療價值
越高。問題是年份有沒有科學鑑定的呢？六十年、
三十年，誰說了算？

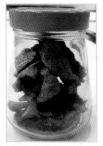

封瓶陳皮（約20多年）

　　「大少」說，聞香可以知道是否正貨，在聞香過程
中，大約了解陳皮的新或舊，與及推敲儲存的年份。處理不好的陳皮會
刺鼻，若處理做得好的陳皮，聞到「濃香」的，估計是五至十多年的；聞
到「清香」的，推敲是二、三十年的；聞到「醇香」的，肯定是五、六十年
的了。確是鼻子說了算，問題是你的嗅覺能分辨出三種不同的香氣嗎？

新會陳皮最貴重

新會柑每年十月上市，柑還是青色的，這時候的柑比較硬淨，取皮較為容易。十一月，柑大部份已由青皮變紅皮，成熟的柑皮，油質達頂峰狀態，柑香較重，但太成熟卻又容易剝爛，處理有難度，損耗較多，成本提高，賣價較貴，市面上很少紅皮柑做的陳皮，百分之九十五的陳皮，都是用青皮柑做的。

傳統用有機肥灌溉柑樹，柑不會速成生長；但今天為求短期收成，用特效化肥催谷柑樹，柑的質素起了很大變化。

柑樹最大價值在於皮，新會柑皮製成的陳皮最為有名，比他處所產貴重得多。

過去正宗陳皮出於新會東甲，東甲得天獨厚，其水土種出來的柑樹，其果皮曬成的陳皮有很濃的香味。但目前真正東甲陳皮很少，因受政治因素影響，東甲大批老柑樹曾遭到破壞，歷經滄桑，所餘無幾。不過，新會很多地方的柑樹都是優質的。

六十年皮薄過紙

陳皮通常剝成三瓣，曬乾後外表面呈暗橙色或棕色，皮的底面俗稱囊，呈淺黃白色，附有筋絡狀纖維管束。

果皮氧化和曬乾後，失掉很多揮發性油，本來豐滿的果皮，囊皮點會下陷，隨着年份而氧化脫落，六十年的陳皮組織經年剝落，與普通薄紙無異。

選購要點

① 揀新會陳皮，以陳年為佳，憑聞香分辨「濃香」、「清香」和「醇香」，以推敲陳皮的新舊。

② 參茸老店明碼實價，多有自己的藥廠，故懂得處理存放陳年果皮。

③ 要看陳皮厚薄是否合適，果皮囊的紋理需清晰，囊組織是根據年份而逐漸剝落變薄，沒剝落的一定是新貨，果皮會較厚。

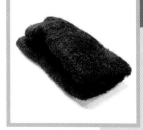

選髮菜 玩「反彈」

上佳髮菜，取決於髮菜成份含量，首推寧夏髮菜。「大少」教路，用手掌平按一下髮菜，看其有沒有彈性，髮菜成份高的反彈快，內含髮菜成份低的「人工合成髮菜」，按下去反彈慢或不反彈。還要嗅一下可有異味。在市場買髮菜，就要找個機會玩玩反彈。純寧夏髮菜是非常彈手的，其特性很明顯。要分辨是否上佳品，還有一方法，回家後將髮菜濕潤，略有膨脹，柔軟潤滑，輕拉有少許彈性。

髮菜色澤烏黑，細長如絲，蜷曲蓬勃，酷似一頭「散髮」，因而得名。髮菜含豐富鐵質、鈣質，民間用作婦女產後和經後補血之用，髮菜又能通便利尿，理肺清熱；加上其諧音「發財」，甚得民間百姓喜用，更是春節的賀年食品之一。

市面三種髮菜

市面上所見大致三種：

① 「純寧夏髮菜」是天然髮菜鋪疊晾曬，猶如布匹一樣，比較整齊。價錢約六百多元一斤。

② 「馬尾髮菜」來自內蒙，也是天然髮菜散開層疊式晾曬，髮型較散亂，是球塊狀的，空間較疏，故彈性更明顯，價錢相對較高，七百多元至近千元一斤。有些商號美其名為「野生」髮菜。

「大少」說，天然純髮菜沒甚麼加工，只是形態不同，「純寧夏髮菜」和「馬尾髮菜」，都是「野生」的。

③ 市面最常見「合成髮菜」，這是天然髮菜加海草打爛，編織而成。因為合成而不知含髮菜成份多少，約二百八十元至四百多元一斤。

髮菜生於高原山區沙地，每到秋季，中國西北地區雨水增加，苔蘚生長，髮菜遇水生長繁盛，農民就把取墨綠色新鮮髮菜，晾曬出售。

髮菜雖細如髮絲，但卻具有「含水固土」的作用，能降低草原沙漠化的機會，主要產地為大陸內蒙、寧夏、陝西、西藏等地。

中國西北二千年初遇上百年大旱，沙漠溫差大，大西北地衣類不生長。有研究指出，每採食二兩重的髮菜（草原固沙類植物），會破壞16個足球場大的草原，而且至少十年內寸草不生，致使西北草原漠化更嚴重。

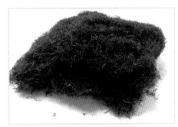
馬尾髮菜

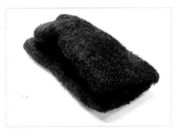
寧夏髮菜

但現在國家監察下，會適量收採髮菜，以維持良好生態，不致環境惡化。

食前清洗細砂

① 髮菜用水浸廿分鐘。
② 加少許生油，輕輕揉搓，使之鬆開。
③ 用清水沖洗三、四次。
④ 薑汁煲水滾泡髮菜，去灰味。

大少建議

市面上的髮菜有三種。天然髮菜有「純寧夏髮菜」和來自內蒙的「馬尾髮菜」；另一種是「合成髮菜」，由天然髮菜加海草打爛，編織而成。當然是「純寧夏髮菜」和「馬尾髮菜」較為優質，雖然價錢較貴，也是值得的。

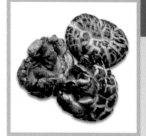

中國「北菇」和「花菇」

冬菇價錢相宜，又有營養，送禮自用，往來甚多。
我們在海味舖，常聽到「原木花菇」、「茶花菇」、
「日本冬菇」、「秋寒菇」、「香菇」等品種。
冬菇的價錢相差頗大，由幾十元至千元一斤都
有，我們以冬菇送禮或受禮，不應只看價錢，
而是要弄清冬菇的品種。

「北菇」蒂軟菇香

　　目前市面上的冬菇，佔七成是中國菇，日本菇只佔市場的三成。中國天然冬菇有千年歷史，但今天是培植菇的世界，天然菇已成絕響。

　　因為品種較宜低溫地區生長，冬天特多，故稱「冬菇」。中國的天然菇類珍品「北菇」，名氣很大，聽到「北」字，別以為產自北方，原來「北菇」是產自粵北地區森林的低溫地區，「北菇」清香，蒂軟，菇身不太厚。

　　以前就因着「北菇」的大名，出現了「北菇燉雞」、「北菇燉花膠」的廣東名菜。

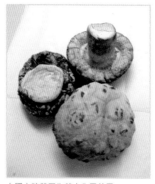

中國木碎菇因為蒂木化需剪平

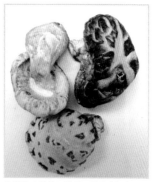

中國仿木菇蒂比較硬，買的時候捏一下就感受到了。

「花菇」肉爽清香

「北菇」目前只有培植菇，名氣已不及中國「花菇」響亮，原因是日本「花菇」太出名，帶挈了中國「花菇」也受惠。

「花菇」生長在中國森林區，只要溫差大，菇容易撕裂，裂紋如花，故稱「花菇」。此菇肉爽脆、清香，蒂不太大。現已全部在溫室大規模用原木培植，以大、小和質量作區別，約二、三百元一斤。

「香菇」粗生味淡

廣東另一品種「香菇」(又名香信)，很是粗生，含雜質較多，味道十分清淡，其肉比一般冬菇薄，纖維較粗，價錢便宜，約三、四十元一斤，只是作為一般齋料粗用。福建近年也生產香菇，去蒂修腳出售，很易辨認，菇味較廣東出產的更淡，價格更便宜。

培植菇食用安全

天然菇菌有些是有毒性的，不懂分辨便出問題，所以食用培植菇反而安全，更是市場的需要。

菇類蛋白質高，與葷類又能配合，可以調劑肉類的肥膩。中國人及東南亞華人的宗教信仰，以食素為主，菇類需求甚殷，無論營養價值或宗教信仰，菇菌市場很大。

中國培植菇本來是廣東地區的特產，現在全國都有，可謂遍地種菇。

大少建議

若買中國冬菇，就一定要買真正的原木菇，太便宜的菇，應考慮其質素。而且一定要買沒有任何修飾過的連蒂原木菇，以免被其他混淆。

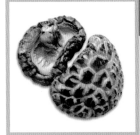

日本菇輕身低糖

日本頂級「天白花菇」，近千元一斤，價錢是「中國花菇」的三、四倍。兩者都是「花菇」，何解價錢相去甚遠？

日本菇類產品糖份低，乾爽程度較高，故此日本菇輕身，同樣斤兩更見大包抵食，從低糖健康和輕身抵食兩大元素，日本原木花菇無疑是佔有選擇優勢的。

「日本花菇」色白、輕身，裂紋凹凸分明，手感強烈，口感爽滑、味香。另一種「日本冬菇」，沒有花紋，味道比「日本花菇」略遜一籌。日本冬菇一般由三百至五百多元一斤，頂級才去到千元。

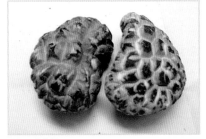

頂級日本花菇

日本原木用完即棄

冬菇原本生長於潮濕樹幹中，培植的方法，是把冬菇種子以超聲波注入原條木柱，在溫室培植，便於控制溫度及濕度，讓其在最佳環境中生長。

日本培植菇的歷史，已有三、四百年時間，培植環境衞生、脫水科學處理非常嚴謹，他們以優質椵木及松木栽培，在培植一年後，就把原木棄掉，翌年以新的木柱栽種，保證了原木菇的質素。

中國栽培的原木花菇，質量也不錯，也用日本「天白花菇」的種子，種到全國也有，但中國比較「環保」，物盡其用，一般原木用到散裂才棄掉。

雖然中國和日本都有「原木」培植，但質量尚有差別。

「仿木菇」、「木碎菇」

為了滿足市場需要，中國有一種「仿木」栽培，把碎了的木塊塞入袋中，做成棍條仿原木條，培植的「仿木菇」，其質量當然不及原木了；更有一種「木碎菇」，把碎了的木塊成堆，以培植「木碎菇」，其質量更有不及。

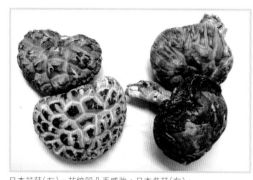

日本花菇(左)，花紋凹凸手感強；日本冬菇(右)，平滑無裂紋，蒂較幼。

市面上的海味舖，一般不會標識「仿木菇」和「木碎菇」，全部當成「原木菇」出售，普通消費者根本不知有「仿木菇」和「木碎菇」這碼事，一些商譽較好的商戶，也會把「仿木菇」標識出來，但「木碎菇」則少有提及。

如消費者向店舖強調要買「原木菇」，店員見你識貨又有要求，多不敢把「仿木菇」和「木碎菇」硬銷給你的。

大少建議

日本菇類產品糖份低，乾爽程度高，菇輕身，同樣斤兩更見大包抵食，從低糖健康和輕身抵食兩大元素，當然首選日本原木花菇。日本花菇凹凸紋手感要強烈，輕身為佳，蒂軟易撕，不要求大隻。日本菇有特別香味。

揀冬菇學問

手感強烈

選花菇凹凸紋對比要大，手感要強烈。日本的原木花菇，一摸就知道凹凸，中國原木花菇也有裂紋，但紋坑較淺。

輕身為佳

優質冬菇多輕身、蒂大小適中。輕身代表脫水處理好和糖份低，質素較佳，糖份高就會較重秤。

蒂軟易撕

冬菇蒂頭的纖維，要柔軟適中，容易撕去為佳。「仿木菇」的菇蒂較長，也較硬。「木碎菇」蒂頭多為木化。

有些質量不佳的花菇或冬菇，都會蒂頭木化，需要剪掉。剪了「平頭裝」的菇應是平價的。

不要求大

商店捉消費者心理，送禮最緊要有看頭，故此禮盒包裝也是大朵菇。

大朵的菇不一定好，有些「木碎菇」經過特別處理，通常比較大朵，價錢很便宜，幾十元至二百元一斤也有。

沒有「野山」

一些業者把大朵「木碎菇」標榜為「中國特大野山花菇」，賣至近千元一斤，可謂賺到笑。消費者冷靜一下，現在天然菇已成絕響，全部都是培植菇的世界，怎麼還會有「野山菇」呢？

山珍猴頭菇

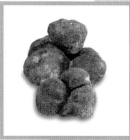

近年猴頭菇多以「問候禮品」的角色出現，主要是其價錢不貴，約百三元至二百多元一斤，營養價值又高，十分適合老人和免疫力低下的病人使用。

內地著名中醫學院的名醫，都鼓勵大眾用猴頭菇煲湯水，清平溫潤，調理臟腑，提高免疫力，故猴頭菇近年深受用家喜愛。

傳統有說「山珍猴頭、海味燕窩」，能與燕窩平起平坐，可見猴頭菇食用價值之高，確居於食用菌的前列。

這種著名食用真菌，食用部份是子實體，滿布針狀肉刺，形似猴腦，顏色像猴子毛，故而得名。以前最好的猴頭菇是產自東北，現全國都有人工培植，十分廣泛，所以價錢普及大眾化。

猴頭菇濕度近一成，又多微細孔，需輕量硫磺處理，有商譽的店舖，猴頭菇是放雪房，以確保其質素。

揀選猴頭菇，顏色以棕褐色為佳，不要太白色；若人工漂白的，嗅上去有攻鼻氣味。因有輕量硫磺處理，煮食前，乾品以溫水浸15分鐘，洗淨後以薑葱出水，滾3分鐘，擠去水份，去蒂。煲後不要有酸味為佳。

大少建議

猴頭菇因其條孔多，容易變質，打硫磺是必然的，打輕硫磺的多從雪房取出。選購時注意顏色棕褐色為佳，不要太白色，若人工漂白的，嗅上去有攻鼻氣味。

正常猴頭菇打硫磺不多，只要浸水多3、4次，出水3-4分鐘，就較穩陣了。

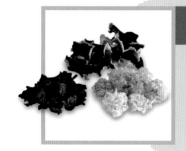

木耳和雪耳

白背黑木耳近年大出鋒頭，因其降低膽固醇的特殊功效被彰顯，因而令用家趨之若鶩。然而，木耳家族總類繁多，時有混淆。但凡多種食用真菌如雪耳、木耳、雲耳、沙耳，一般人不清楚，都統稱為木耳。

但香港市場是分門細緻的，木耳就是指黑木耳，當中包括白背黑木耳；雲耳就是另一類，比黑木耳小和薄，顏色黑，質地脆；雪耳則金黃色，又稱白木耳和銀耳。

台灣木耳上佳品

木耳是生於朽木的食用真菌，形如人耳而得名。其營養價值頗高，含蛋白質和多種維生素，可清肺益氣，補血活血，去血脂及降膽固醇。

上佳品是台灣白背黑木耳，朵形大隻，黑白鮮明，厚身較硬，無異味，約五十至六十元一斤。因為便宜，商人沒甚麼利錢可賺，大朵白背木耳又佔用地方，有些海味舖索性不入貨，消費者只能到參茸店購買。中國出品白背木耳，藥效稍有不及，約三十五至四十五元左右一斤，朵身較薄和軟身。

揀木耳看色和彈性

① 好的木耳，耳面烏黑光亮，耳背灰白，朵形大而適度，耳瓣伸，發頭好，乾燥，蒂端不帶樹皮，無灰黑雜質。倘耳面萎黑、無光澤或灰黑，此為次貨。

② 應買乾爽品，至少九成半乾燥為佳。

漳州雪耳質佳

雪耳是膠質菌，像朵米黃色的菊花，潤肺滋陰、清熱活血、補腦強心、降血壓，養顏，深得女士喜愛。

雪耳又稱白木耳、銀耳，供食用部份是它的子實體，呈菊花狀或雞冠狀，由於內部含較多膠質，故乾品能大量吸水，發大數倍。揀選雪耳需乾燥、底部雜質少、朵形大、瓣形輕鬆、色澤米黃。

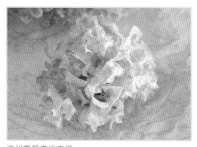

漳州雪耳煮後爽滑

福建漳州雪耳品質最佳，純天然製作，有百年多年的歷史，處理比較傳統，煲後爽口，無酸味。細隻只有直徑約1吋多，價錢約一百八十元至二百二十元一斤；較大的2-3吋，約二百八十元至三百三十元，較罕見也較難買得到。

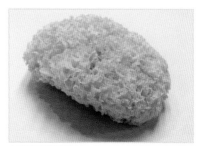

古田雪耳煮後偏腍

另一種古田雪耳，發展也有十多年，古田雪耳煲後腍軟，約六十元至八十元一斤；還有四川通江雪耳，也廣為人知。

雪耳浸水後，膠質稠厚，發得大朵，並有光潤色澤。特別要注意的是，雪耳煲後若變酸，表示曾打過硫磺。

有些顏色太黃，因為有些不良供應商為求商品美觀吸引，加深黃色。所以煮食前應浸水、換水多次，以便去色。

大少建議

好的木耳，耳面烏黑光亮，耳背灰白，朵形大而適度，耳瓣伸，發頭好，乾燥，蒂端不帶樹皮，無灰黑雜質。倘耳面萎黑、無光澤或灰黑，此為次貨。

雪耳以福建漳州雪耳品質最佳，像朵米黃色的菊花，純天然製作，有百年多年歷史，處理比較傳統，煲後爽口，無酸味。

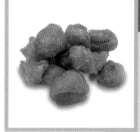

圓肉清甜為佳

龍眼(桂圓)味甘性溫，養血安神，潤肺止咳，增強抵抗力，尤令婦女臉色紅潤。

甜甜的圓肉，甚得都市女性歡心，日間在辦公室，一杯金桔圓肉茶，健胃助消化，增進腦力；或晚間一杯圓肉焗花旗參，補中益氣，安神寧心，容易入睡。

廣西圓肉天然製作

圓肉名字多多，又稱元肉、龍眼肉等。中國圓肉乃廣西及廣東特產，取自水果龍眼(桂圓)之肉。用「生曬」方法，曬至半乾，使之離殼易剝，再取出果肉曝曬；也有焙乾的「熟曬」。

挑選圓肉，「生曬」宜選色澤黃亮，深黃紅褐次之；「熟曬」的紅褐至黑色。

圓肉因來貨時已加真空處理，如不放進冰格，很容易氧化變成深色。

龍眼是典型的南方亞熱帶水果，喜高溫多濕，除了中國南方生產，泰國、緬甸等地亦有大量種植。近三十多年，泰國農業興起，龍眼產量非常多，佔全國水果兩成，所以也大做圓肉出口。

選擇各地龍眼，首推中國廣西龍眼。廣西製作龍眼有百多年歷史，純天然處理，香味自然，清甜肉爽，肉粒較小。約八十多元至一百六十元一斤不等。

泰國圓肉甜到漏

　　泰國圓肉不難辨認，特徵多是切掉頭部的，泰國龍眼因為水多，容易剝爛，大多去頭部才容易剝殼。泰國一年四季都有龍眼，不做圓肉就浪費了。

　　泰國圓肉顆粒較大，甜到漏喉，約六十至百六元一斤，最便宜四十多元一斤也有。中國人口味多喜清甜，故對廣西龍眼較為垂青。

　　《本草綱目》記載，「龍眼味甘，開胃健脾，補虛益智」。又讚：「食以荔枝為貴，而滋以龍眼為良」。現代藥理研究證明，龍眼有延年益壽作用，且能增強血管彈性，使血管能保持良好功能。

　　圓肉別適合老人婦女，一味圓肉歸杞雞，可補老年人氣血虛弱，或是女性產後體虛貧血。可用圓肉、當歸、枸杞子各15克，雞肉250克，共燉成藥膳食用，有良好養血補虛作用。

大少建議

　　圓肉宜選色澤黃亮為佳，深黃紅褐次之；「熟曬」（經焙）圓肉則紅褐至黑色。選擇各地龍眼，首推中國廣西龍眼，純天然處理，香味自然，清甜肉爽，肉粒較小為道地佳品。

名樓憶舊 饌玉留香

南北行大少口述 方芳筆錄

南北行的輝煌歷史，造就了香港盛極一時的娛樂、飲食事業。珠圍翠繞，青樓金粉，觥籌交錯，烹金饌玉。然而，今天的中上環，名樓紅塵絕，老街夕陽殘，雕欄玉砌不復在，饌玉留香夢魂中。

中上環的老街道、老字號、老夥計、老朋友，不難找到童年的腳步。

父親做做南北行生意，酬酢特別多，我五、六歲的時候，就跟著父親在名樓見識大場面，餐桌上的生意經，孩童聽不懂，留在記憶中的，都是那些珠圍翠繞，烹金饌玉。中國傳統生意人，一生與餐桌打交道，對菜餚嘴刁，對食材精挑，我們這些舌尖上的本能，不知不覺在輝煌一時的名樓打造。

名樓享譽名廚輩出

香港南北行興旺，成為中外貿易樞紐，帶動了香港早期的飲食、風月事業。十九世紀末至上世紀初，中上環大大小小酒樓過百間，名樓享譽、名廚輩出，與飲食業掛鉤的風月場所，也興旺發達，連上海及海外的名妓，也要來港謀生。

當年清政府仍有科舉制度，香港海路有船直通京城，名門望族送子弟上京赴考前，都會來港與親朋戚友打個招呼，大排筵席，以壯行色；才子又自命風流，都想來港見識石塘咀風光。

上世紀三十年代之前，香港仍未禁娼，石塘咀最著名的二十家大型

酒家，包括「金陵」、「廣州」、「陶園」、「統一」、「聯陞」、「萬國」、「珍昌」
等，倚靠風月事業營業，有錢人請客多有紅牌阿姑陪宴，幾乎成為指定
動作，家屬女眷地位低微，不敢有異議。

「金陵」名妓大排場

聽叔父輩講，當年就有紈綺子弟，為追求紅牌阿姑，香港客與南洋
客鬥燒銀紙煲紅豆沙的故事，好像就發生在「金陵」。香港客因地利之便，
提取的都是「一蚊雞」紙幣，足夠的持久力，長燒長有，贏得了芳心。

當年追求名妓絕不容易，既講金又要講心，紅牌阿姑聲色藝俱全，
琴棋書畫樣樣皆能，紈綺子弟雖一擲千金，若不合名妓眼緣，也難博紅
顏一笑。

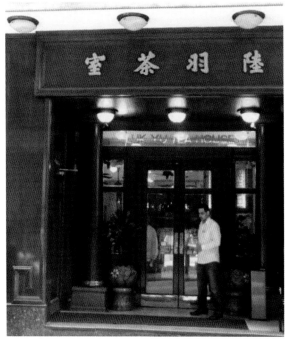

陸羽茶室

追求紅牌名妓
要很多排場，首先
請她「出局」（到酒
樓唱曲、陪宴）；
有意追求者便要到
妓寨大堂「打水圍」
（筵開十圍八圍，
統請全寨阿姑），
鮑參翅肚不在話
下，對名妓給足面
子；若對方有點意
思，一、兩周後便
會請你作「入幕之
賓」，恩客又要識
做，在阿姑的房間
擺一圍酒席招待友

好，以顯誠意。

　　紅牌阿姑「出局」陪宴，即使面對山珍海錯，為保儀態也不能開懷大嚼，寧可回妓寨吃消夜。可想當年，酒家、妓寨名廚輩出，是何等興旺的事。

金粉兩行頻勸酒

　　上世紀三十年代，香港跟隨英國政府禁娼。酒家沒有了陪宴阿姑後，取而代之是女招待。四十年代末，我隨父親到舊式酒家「金陵」、「中國」、「大同」吃飯，仍有女招待侍箸、剝瓜子、切水果、遞毛巾，陪談天，陪捉棋等。女招待這一工種，到七十年代就完全取消了。

　　「金陵」(石塘咀山道)以大筵席最有名，可謂氣派萬千。「金陵」經歷重建，四十年代已有趟閘電梯，又有冷氣，一層可擺筵席二十至三十桌，掛有很多名師宿儒的對聯，其中一對著名外交官伍廷芳所寫：《金粉兩行頻勸酒，陵巒阿角月窺樓》，其文采令我至今難忘。

「中國」唯一戲台酒家

　　「中國」(上環舊先施大廈)亦堂皇，是全港唯一設有戲台的酒家。記得四十年代祖父母生日，都在「中國」擺大筵席，請來一台大戲，供親友欣賞，熱鬧喧天，一般能請得動的只能是二、三線伶人。當時得令的大老倌如薛覺先、馬師曾、新馬師曾、陳錦棠、何非凡、上海妹、芳艷芬及紅線女等，往往在戲院連演個月，肯受聘到酒家唱曲，全靠主人家的面子。

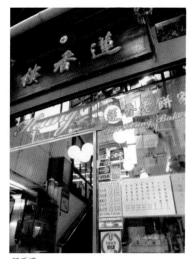

蓮香樓

百萬擲上「高陞」戲台

有位經營米業的世叔伯，他是新馬、女姐迷，父親常陪他到高陞戲院捧場，次次都是坐正大堂第一行，看完戲再到「大同」食飯，父親總是把我帶在身邊。新馬與女姐每次唱《萬惡淫為首》籌款，這位世叔伯都出手豪爽，最多時會擲一束五萬元紙幣上台，前後幾年也擲過百萬（當年五、六千元可買一個六、七百呎的單位），這位叔輩可謂擲了「一百層樓」上台呢！

我對高陞戲院（皇后大道西117號）情有獨鍾，這是香港開埠初期的舞台戲院，我們看名伶紅線女年代，戲院兩旁有武昌茶樓及高陞茶樓相傍，我們坐最貴票價的大堂中，座位前一列茶几可放食物，蝦籽紮提、雲片糕、鹵水掌翼、鹵水鮑魚、時果餅食等，可以吃足全場。戲院最後在1973年拆卸，改建民居。

難忘「大三元」鮑翅

十三、四歲時，父親出外應酬多把我帶上，有時打發我一、二百元買吃的。我自個兒就到灣仔鵝頸「大三元」吃鮑翅。「大三元」從廣州開店來港，明末清初就開始做紅燒大鮑翅。

二、三十元一盅一個鮑翅，成份很足，煞是好看。我每次總是兩碗翅加隻燒鵝肶，十多年來在「大三元」吃過百次以上。伙計對我這個愛翅的少年鍾愛有加，總是給我份量滿滿的。我滿足於其綿滑、香糯，獻汁不膠口，湯水濃淡得宜。

的士司機魚翅撈飯

五、六十年代物價穩定，魚翅需求不大，沒怎麼加價。二、三十元一碗紅燒鮑翅，是普通掌櫃的三分一個月工錢了。當年這麼貴的翅，除了我們光顧，的士司機也是常客。當年香港交通工具不多，的士生意很

好，的士司機月賺近千元，銀行經理才賺幾百元，當年的女孩子都寧嫁的士司機而不嫁銀行經理哩。的士司機魚翅撈飯也是等閒之事。

「中國」大骨翼勾翅

祖父母在「中國」擺壽宴，用的「大骨翼勾翅」，翅長十八至廿一吋。每人上碟的翅都有三兩多，綿滑、粗壯，湯水濃郁，配合白灼芽菜、火腿茸及鮮蟹肉，食後有齒頰留香之感。

家族店舖附近有「天發」潮州酒家，是供應高級潮州翅的酒家，潮州翅用豬皮熬製，較為濃稠綿滑，廿五元一碗，父親請東南亞朋友多去「天發」；附近又有較普的「公團」飯店，有時也是我們父子倆的日間飯堂，五元一碗的碗仔翅，翅多湯水好，很是實惠。

「大同」銀芽釀肉絲

上環的「大同」滿漢全席最有名，最記得一味小菜「銀芽釀肉絲」，爽口清甜有真味，至今難忘。矜貴之處在於幼小的芽菜，釀入豬肉絲，再以馬蹄粉蛋白封口，是相當精細的工夫，沒有預訂必然向隅。

陸羽的「綠柳垂楊」，冬菇(香)、雞肉(甜)、山瑞群(滑)、冬筍(爽)，全部食材切絲，最後鋪灑西山欖白，欖香撲鼻，這道菜今天已難一嚐了。

海鮮改寫港人口味

香港雖然是漁港，但在上世紀五十年代，保鮮功夫仍未足夠，酒家很少有海鮮供應，海鮮中以鷹倉魚最名貴；直至六十年代前後，灣仔駱克道才開始有海鮮酒家。「新亞怪魚」、「祺棧」都設有魚缸，我與太太拍拖常去的是「富華」，指指點點揀海鮮，吃的多是蒸石斑、黃腳鱲。蒸魚非常到家的是上環「國民」及灣仔「雙喜」，蒸魚火候總是剛剛好，蒸魚豉油各有專長。

香港仔「魚利泰」是香港第一家海鮮舫，後來相繼有「太白」、「海角

皇宮」和今天的「珍寶」。

有錢人積累了財富，乘私家車去青山舊墟的「龍泉」、「海天」、「容龍別墅」吃海鮮，繼而流浮山、鯉魚門、西貢的海鮮酒家大行其道。當年的海鮮全部海魚，沒有養魚，我最記得八百斤的大龍躉（足有小艇的長度），生劏擺開任揀，相當有氣勢。

有了冷藏及保活技術，海鮮一出，改寫了香港人半個世紀的口味。最初食客只吃龍蝦、黃腳鱲，後來才時興吃石斑和青蟹。最初這種鹹淡水的泥蟹，包括奄仔、黑奄、重皮蟹、肉蟹和羔蟹深受歡迎；後來時興吃海蟹，如紅蟹、藍花蟹、三點蟹、白蟹和石蟹等。

灣、銅區名樓崛起

名樓食肆的光環本來在中上環，但銅鑼灣、灣仔食肆在六十年代崛起。除了五十年代的「大三元」、「新亞怪魚」、「英京」、「悅興」外，六十年代有新興酒樓加入，如「祺棧」、「六國仙掌」、「雙喜」、「鳳城」、

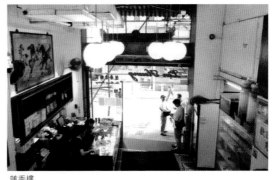

蓮香樓

「新同樂」、「福臨門」、「益新」、「鑽石」等。七十年代是全盛時期，加入了「富華」等。

戰前的灣仔渣菲道（現稱謝斐道）是較低檔次的紅燈區，戰後灣仔變身舞廳（後來夜總會），如「巴喇沙」、「紅樓」、「金鳳池」、「杜老誌」等，電影院也在灣仔、銅鑼灣立足，「樂聲」、「豪華」、「東方」、「東城」、「國民」、「環球」、「紐約」、「碧麗宮」等成行成市，酒樓當然跟着消費市場走。

銅鑼灣、灣仔佔了地利優勢，鄰近有「小上海」之稱的北角，有錢的

上海人消費較多；又接近全港最高檔的灑金跑馬場，都是銅鑼灣、灣仔名樓林立的原因。

難忘「國民」化皮乳豬

廣東燒味有百多年歷史，南洋名門望族最愛到「國民」吃飯，化皮乳豬入口即溶，不是普通師傅能做到的。

當年大酒家鮮有燒味部，燒味大多是從外面的燒味檔取貨的。我們家族五十年代批發麥芽糖和蜜糖予很多燒味檔，其中灣仔「和玉」做出非常好的燒肉和太爺雞。記憶中父母最愛「和玉」、「華豐」、「金菊園」的乳豬和白切雞，「鏞記」燒鵝，還有「皇上皇」和「滄州」的燒臘。

當年的燒味，並非爐燒，而是人手調節轉動，少用添加劑，不同部份皮肉，用不同的火候和時間，所以入口即溶卜卜脆。

現大部份已改用掛爐燒烤。

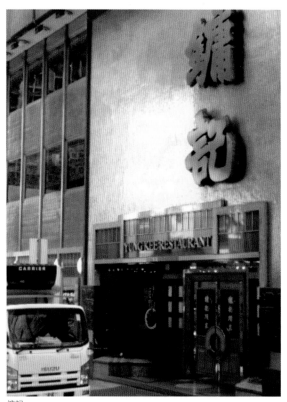
鏞記

142

潮州螺片與凍蟹

　　五十年代香港的勞動人口大增，潮州、汕頭、汕尾人士來港，聚居上環及西環一帶，從事勞工行業，他們知慳識儉，環頭環尾潮州酒家和食檔應運而生，文咸西街有個潮州巷（今天的「百草園」），就是普羅大眾食肆「打冷」的地方，都是比較廉價的菜餚，熱騰騰的豬皮肥肉炆筍、九棍魚，豬耳朵、豬頭肉、韭菜豬紅、牙帶魚等，。

　　潮籍商人則愛潮州酒家「天發」，吃的是高級潮菜，潮州翅、鵝掌、鵝片（活鵝做）、炆魚、白灼螺片。當年父親讓最嫩的螺心起肉二兩，作油泡螺片，其他做湯，今天在酒樓吃兩塊螺片，也要六百大元；七十年代大熱的凍蟹，因其天然有甜味，以鉗大肉多而受歡迎，當年數十元至百多元，現在竟然成為著名潮州食府的高級菜餚，視乎蟹的大小，要二千至四千元一隻哩。

　　與食材打交道逾半世紀，認識的名廚和食家也不少，五、六十年代的陳榮和唯靈是表表者，陳榮還是第一位在香港電台做飲食廚藝節目《入廚三十年》的廚師，當年我家族長輩和他多有交往，交流不少食材心得哩。

名人食趣

富豪愛吃「夜遊鶴」

七十年代中，城中某頂級富豪多在港島灣仔駱克道一帶名店進膳，他最喜歡吃「清燉夜遊鶴」。那時候，大富豪在外吃飯很低調，沒帶保鑣同行。後來則在自己公司頂樓，自設家廚宴請重要貴客。

據說「清燉夜遊鶴」可以補眼和補腦，深受名人和食家推崇。「清燉夜遊鶴」因為是天然野生珍禽，味道清甜，既沒肥膩感，也非淡口，與清燉雞、鴨、鵝有很大分別。近十多年，天然珍禽受到保護，「清燉夜遊鶴」名餚不再。

香港在七十年代仍未有禁吃野味，在八十年代末才禁吃瀕危動物。「夜遊鶴」是野味的一種，指的是黃昏至晚上才活動的「鶴」，香港有不少地方也是以「鶴」為名的地點，如鶴藪和鶴咀。

基本上，香港是沒有鶴出沒的，鶴大多出現於天氣較寒冷的北方。被香港食家稱之「夜遊鶴」的，其實只是鷺鳥。因為鷺傍水而居，身形修長，擁有長嘴和長腳，常被人誤為鶴。

花錦鱔帶出「鱔稿」

四五十年代起，珠江三角洲時興食鱔，有錢人或大公司在酒家請客，多有花錦鱔菜式。

生意人早年都請傳媒吃花錦鱔，一來建立交情，二來在席間傳遞業務信息，傳媒為該企業寫的稿，被稱之「鱔稿」。這種稿件屬於人情稿，帶點商業味道。不過若由傳媒高手寫的「鱔稿」，生花妙筆，趣味橫生，就是傳媒人所說的，「放了鱔也不着痕迹」。這風氣一直延至七、八十年代，今天的傳媒環境已大不同前了。

花錦鱔不容易吃得到，三、四十斤一條，花錦鱔全條最值錢就是魚頭，酒家要有人「認頭」才會劏鱔，一份花錦鱔百多元，是昂貴的菜式。

五十年代中，政府普通公務員月薪三百多元左右，吃一份花錦鱔，豈不吃去三分一月薪？可見吃花錦鱔相當名貴。

八十年代，有南北行商人在順德清暉園吃一席花錦鱔，已經得到廚師關照，未計其他菜式，一條花錦鱔就要一萬多元。

花錦鱔生長在淡水河涌，因為大食夠霸道，把河涌的魚都食光，所以皮下脂肪夠厚，吃來口感香滑。相傳鱔頭可治頭風頭痛、補腦明目。現在已經少有這種花錦鱔了。

但現仍吃得到的鱔魚(鰻魚)，多來自澳洲、紐西蘭及南美的淡水地段。

浸熟大閘蟹

五十年代，「南北行大少」家族招呼南洋客食大閘蟹，沙田楓林小館是其中一處好地方。大閘蟹在五十年代，是稀有之物，五元一隻。

「大少」追憶當年的大閘蟹，全是純天然野生，沒有飼料，故此肉特別嫩滑鮮甜，相對今天的大閘蟹，完全不是那回事了。

楓林小館的大廚教路，大閘蟹是浸熟的，蒸並非正宗做法，正宗是滾水加入紫蘇葉，放入大閘蟹，水滾熄火，把蟹浸熟。這樣浸，蟹膏不會流出，而且肉質嫩滑，這做法已經很少有了。

據知著名食府一道「蟹鉗翅」很出名，其重要工序，活蟹取出蟹鉗，把蟹鉗先浸冰水，使其肉收縮，生拆蟹肉，灼熟入翅。這種「生拆」方法，沒有流失汁液，保留了蟹汁的甜美。

食材收納和晾曬

名稱	圖片	乾燥儲物櫃	冰箱 (0-4℃)	冰格 (-18℃)
乾鮑		✓ (乾透)		✓ (長期保存)
罐頭鮑		✓		
元貝		✓		
海參		✓ (乾透)	✓	
花膠		✓		

名稱	圖片	乾燥儲物櫃	冰箱 （0-4℃）	冰格 （-18℃）
魚翅		✓		
螺片		✓		
蝦米				✓
鮮鮑				✓
蠔豉				✓

名稱	圖片	乾燥儲物櫃	冰箱 （0-4℃）	冰格 （-18℃）
普通 花旗參		✓	✓ （長期保存）	
野山 花旗參		✓		✓ （長期保存）
高麗參		✓		
長白山 人參				✓
鹿角		✓ （乾透）		✓ （長期保存）
茸片		✓		

名稱	圖片	乾燥儲物櫃	冰箱 （0-4℃）	冰格 （-18℃）
鹿筋		✓		
鹿尾巴		✓ （乾透）		✓ （長期保存）
靈芝		✓ （乾透）		
冬蟲夏草				✓
燕窩		✓ （乾透）		✓ （長期保存）
石斛		✓		

名稱	圖片	乾燥儲物櫃	冰箱 （0-4℃）	冰格 （-18℃）
天麻		✔		
黃芪		✔ （乾透）		
黨參		✔ （乾透）		✔
田七		✔		
川貝				✔
羅漢果		✔		

名稱	圖片	乾燥儲物櫃	冰箱 （0-4℃）	冰格 （-18℃）
杞子			✓	
淮山		✓		
陳皮		✓		
髮菜		✓		
冬菇		✓		
猴頭菇		✓ （乾透）	✓	

名稱	圖片	乾燥儲物櫃	冰箱 (0-4℃)	冰格 (-18℃)
木耳		✓		
雪耳		✓		
圓肉				✓

晾曬參茸海味

　　家中儲物櫃存放的參茸海味(見收納表)，視乎貨品的乾濕程度，每年或半年，都要曬一次，曬它三、四天，使其保持乾爽。

① 曬海味要在陰頂的地方，柔和的陽光下曬，不可曝曬。

② 最好的時間是，每年的冬至前(新曆11月21至12月21日)最為適當，這時候是秋天的尾聲，秋風乾爽，冬至過後就會變得較潮濕了，春天不是晾曬的適當時候。

　　有些沒有經過硫磺處理、未完全乾燥的海味或藥材，放於儲物櫃內，三個月內用完不成問題，但買多了或朋友所送，要放一、兩年的話，則要用保鮮袋包好放冰格。

　　存放在冰格的乾鮑，也是需吹曬的。在晾曬前一晚，從冰格拿出乾鮑，用報紙包裹吸透濕氣，翌日才進行吹曬。吹乾晾曬後，再用保鮮袋包好放回冰格。有的用乾淨盒子置放，再以膠紙封邊。

市場換算單位

- 本書提及參茸海味的價錢，是2013年1月的統計，然而因應市場供應關係，價格會有上下調整之情況。
- 本書所列銀碼均以港元為單位。
- 香港市場使用的重量單位計算，與內地有不同。

中國內地	香港
市斤	司馬斤
1 斤 = 10 兩	1 斤 = 16 兩
1 斤 = 500 克	1 斤 = 605 克
1 兩 = 50 克	1 兩 = 37.8 克

　　內地朋友在港購買參茸海味，可參考下列香港市場使用的重量單位轉換方法：

重量換算表

華制		公制	英制
1 市斤 = 0.83 斤	=	0.5 公斤 / 500 克 =	1.1 磅
1.21 市斤 = 1 斤	=	605 克 =	1.33 磅
2 市斤 = 1.65 斤	=	1 公斤 / 1000 克 =	2.2 磅
0.9 市斤 = 0.75 斤	=	454 克 =	1 磅
1 市兩 = 1.33 兩	=	50 克 =	1.76 安士
0.75 市兩 = 1 兩	=	37.8 克 =	1.33 安士
2 市兩 = 2.65 兩	=	100 克 =	3.52 安士
0.57 市兩 = 0.75 兩	=	28.4 克 =	1 安士

採購筆記

日　期	物　品	價　格

日　期	物　品	價　格

日　期	物　品	價　格